U0364221

DENTAL
OPERATION

口腔门诊运营
实战宝典

腾 静 ◎著

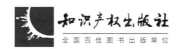

知识产权出版社
全国百佳图书出版单位

图书在版编目（CIP）数据

口腔门诊运营实战宝典/腾静著. —北京：知识产权
出版社，2018.3（2021.10 重印）

ISBN 978-7-5130-5419-5

Ⅰ. ①口… Ⅱ. ①腾… Ⅲ. ①口腔科医院—运营管理
Ⅳ. ①R197.5

中国版本图书馆 CIP 数据核字（2018）第 023354 号

责任编辑：庞从容　　　　　　　　　　责任校对：谷　洋

文字编辑：唐仲江　　　　　　　　　　责任出版：刘译文

口腔门诊运营实战宝典
KOUQIANGMENZHENYUNYINGSHIZHANBAODIAN

腾　静　著

出版发行：	知识产权出版社有限责任公司	网　　址：	http：//www.ipph.cn
社　　址：	北京市海淀区气象路 50 号院	邮　　编：	100081
责编电话：	010-82000860 转 8377	责编邮箱：	pangcongrong@163.com
发行电话：	010-82000860 转 8101/8102	发行传真：	010-82000893/82005070/82000270
印　　刷：	北京建宏印刷有限公司	经　　销：	各大网上书店、新华书店及相关专业书店
开　　本：	710mm×1000mm 1/16	印　　张：	17.75　插页：8
版　　次：	2018 年 3 月第 1 版	印　　次：	2021 年 10 月第 3 次印刷
字　　数：	318 千字	定　　价：	198.00 元

ISBN 978-7-5130-5419-5

作 者 简 介

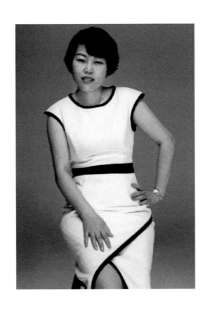

腾　静

北京冠美口腔医院管理有限公司总裁

时代风范文化发展有限公司董事长

百思特 DENTEL 孵化基地创始人

首届中国牙医节发起人

中国口腔行业股权激励合伙人模式第一人

北京开封企业商会常务副会长

北京林业大学等多所高校、职业院校大学生双创导师

著有图书多部

联合出品人及简介

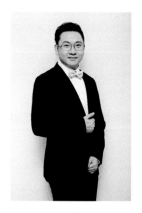

吴海标

吴海标口腔门诊主要负责人，在种植牙、隐性矫正技术方面有独到之处

熟练掌握国内外领先的种植牙技术——即拔即种即刻修复技术、上额窦提升无痛无感技术、All-on-four 技术以及种植覆盖义齿技术

师从美国、以色列、韩国顶尖种植专家；现任职多家医院、门诊口腔种植中心技术顾问

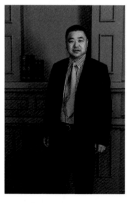

虞冠金

口腔科医生，从事口腔医疗工作 34 年

现任瑞安冠金口腔门诊部院长

中华口腔医学会民营委员会委员

浙江省口腔医学会民营工作委员会委员

温州市牙科学会常务副会长

瑞安市口腔医学会理事

瑞安市民营医协会理事

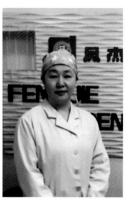

刘凤杰

佳木斯市佳日齿业义齿定制中心创始人、董事长

凤杰口腔门诊部院长、主任医师

毕业于佳木斯大学口腔医学院，硕士学位

曾就职于佳木斯大学附属口腔医院牙体牙髓科

中华口腔医学会会员

中华口腔医学会民营专业委员会委员

黑龙江省口腔医学会民营专业委员会常委

佳木斯市口腔医学会民营专业委员会主任委员

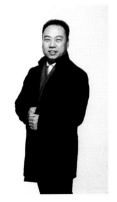

李军安

君安牙科连锁机构创办人
洛阳市民营口腔协会会长
中华口腔医学会民营分会常务委员
中华口腔医学会种植专业委员会会员
河南省口腔医学会民营专业委员会常务委员
韩国 DIO 种植系统洛阳培训中心主任
毕业于新乡医学院口腔系，北京大学医院管理 EMBA
从事口腔临床工作 20 余年
多次赴德国、韩国、泰国等国家和我国台湾地区地进行学术交流

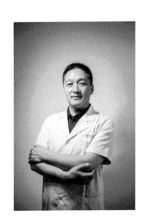

冯连银

本科学历，九三学社社员
信阳市政协五届委员会委员
信阳市工商联合会执委
二十年医疗机构管理经验
2003 年在河南信阳市创办新概念口腔门诊部
现创办运营三家口腔门诊部
在口腔门诊创立、运营、团队打造等方面经验丰富并不断创新
研究出一套适合复制、开诊口腔门诊的成功方案

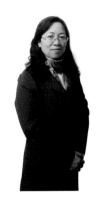

李 杰

副主任医师，中华口腔医学会会员
毕业于延边大学口腔系，学士学位
曾在吉林大学口腔医院、北京协和医院、北京口腔医院进修学习
擅长烤瓷修复、根管无痛治疗各类缺牙的修复
曾参加韩国奥齿泰 OSSTEM 种植牙培训
从事口腔临床工作 20 年，临床经验丰富，技术娴熟，业务全面

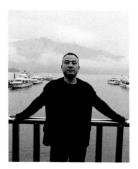

苗文启

北京达美共创公司董事长

北京冠美口腔联盟会员

郑州达美雅口腔连锁创始人

合众智业集团创业导师

郑州达美雅口腔始创于 2004 年，是集口腔医疗和预防为一体的现代化综合口腔机构

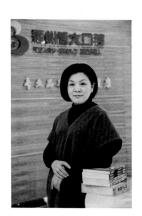

孟艳英

许昌市政协委员，禹州女企业家协会副会长

口腔医学本科学历、清华大学 EMBA

2003 年创办禹州博大口腔医院，任院长

隶属河南博尔特口腔医院管理有限公司

荣获"三八红旗手""杰出创业女性""巾帼建功标兵"等荣誉称号

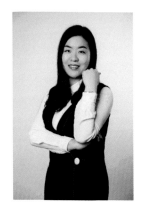

弓缘缘

百思特商学院院长

百思特共创汇创业导师

百思特口腔运营管理系统金牌讲师

北京冠美口腔医院运营经理

全国多家口腔门诊运营顾问

百思特口腔人才培养指导老师

工商管理学士，多年的口腔门诊运营与管理经验，实战经验丰富

前　言

　　《口腔门诊运营实战宝典》通过商业化、连锁化的企业家思维来看口腔门诊业态发展，通过系统运营实现门诊平衡持续盈利，通过建设医疗团队文化氛围实现平台梦想！

　　可以说本书完成了口腔门诊老板的自我梳理、运营与管理的顶层设计。本书导入平台文化，实现了员工的思想统一、行为统一的目标。本书围绕员工的核心利益、成长通路和收益通路设计机制，搭建了中小口腔门诊盈利模型。本书共包含四大部分：

　　第一部分：模式，即门诊商业模式与盈利模型。随着市场的变化，口腔医疗服务不再是一种"必须"，从刚需服务为需求的市场竞争变成了一种以消费为基础的随意选择，门诊采取什么样的生存法则，取决于开业者起初对门诊的定位。

　　第二部分：员工，即员工价值与人才群的复制。单店盈利模式可以持续盈利，门诊是否可以复制，如何才能复制，在这个口腔人才匮乏的时代，人才在哪里？

　　第三部分：项目，即口腔中的每个项目如何链接才有价值。如何找出项目的盈利点？有专长的门诊的生存靠什么？项目持续盈利的价值点在哪儿？

　　第四部分：顾客，即口腔医疗服务的一次性购买是否可以重复消费？顾客的价值体现在哪些方面？门诊的预约制能给门诊带来什么？门诊发展的不同阶段重点工作是什么？

　　本书从口腔门诊发展的上述四个维度结合作者本身的实践管理经验编写而成。

　　本书解决了门诊运营六大关系、三条执行线的组建、门诊顾客循环、目标设计利润最大化、合伙人通路搭建、项目无痕链接、一站式拓客与转介绍模式等口腔门诊运营与管理存在的现实问题，帮助从业者更加清晰地找到自己门诊的发展定位。

　　作为国内首部可以复制的口腔门诊运营与管理系统宝典，本书的写作目标是让店群快速裂变，让客户群快速裂变，让员工群快速裂变！

　　本书创作历时五年，到正式出版前配合出版社三审三校的修改与审校过程中还有很多想法在持续涌出，所以，内容若有不妥之处，敬请宽谅，并竭诚告知，期待与读者朋友更多线上线下交流与分享的机会，期待本书再版时更加完善。

　　在本书的撰写和相关研究过程中，得到了北京弈博明道教育科技有限公司的大力支持和帮助，得到了百思特商学院的协助与配合，感谢参与实践编著的李东明、刘姜华、张露予、弓缘缘、高琳、吴昊、王君欢、强莉莉、滕琳、闫刘勇、焦渊博等，同时责任编辑庞从容老师为本书的出版也付出了辛劳，插画设计师宋凝绘制了本书的对话人物与插画。借此出版机会，对所有参与本书项目的朋友表示敬意和感谢。

目　录

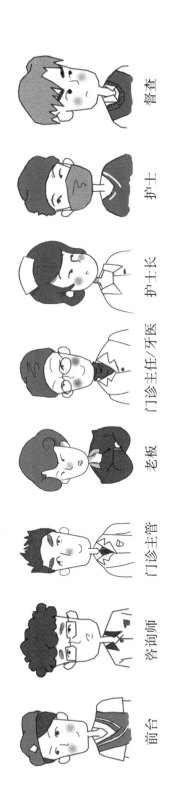

督查　护士　护士长　门诊主任/牙医　老板　门诊主管　咨询师　前台

第1章

破局：思维比方法更值钱

百思特（BEST）运营哲学：经营企业的核心在于经营人，经营门诊的核心在于经营门诊的利润，经营利润的核心在于经营盈利模型，盈利模型首先需要门诊经营者将思路打开。

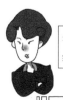

老板："对于经营企业的核心在于经营人，经营门诊的核心在于经营门诊的利润这句话，各位是怎么想、怎么做的？"

门诊主管："我负责门诊运营、盯进门量，对周运营数据进行分析，控制运营成本；对股东、门诊运营结果负责。"

门诊主任："我负责门诊流水、开展项目、控制加工费成本；对门诊主管、门诊运营结果负责。"

护士长："我负责护理团队打造、盯转介绍、服务细节、控制材料成本；对门诊主管、门诊运营结果负责。"

想到"破局"这个词，就想到了纪录片《破局·中国创业者在2016》。那是因为，2016年，中国已是世界互联网的一极，2017年，中国互联网发展势头更猛。当中有多少激动人心的故事，又有多少暗淡离场的背影，因为没有记录，所以消逝在时代的浪潮里。这太遗憾了！这种遗憾不应该延伸至2018年及更远的将来！

　　同样，如果把口腔门诊分为三种类型：新口腔门诊、半成熟口腔门诊和成熟口腔门诊，那么，成熟的口腔门诊、成功的口腔门诊、快速盈利的口腔门诊和业绩持续攀升的口腔门诊，它们运营者的经验和教训，如果没有记录，也太遗憾了！因为，新商业模式已经带来破局改革的机遇，他们在试图改造旧有产业的格局，他们不愿局限于中国市场，而是试水全球化，他们成为中国口腔医疗行业经济转型中最为关键的参与者。

　　正所谓"不破不立"，想要借鉴成熟口腔门诊的经验，运用经典的工具和方法，同时，还想要避免这些门诊走过的弯路，必须破局，学习之，再超越之。门诊运营如何做到比他人更好？打破传统的、惯性的、僵化的思维应是首当其冲。

1.1 / 用故事来测试思维的固化

你相信高智商的人也存在严重的固化思维吗？先来看一个美国科普作家阿西莫夫曾经讲过的一个关于自己的故事吧。

阿西莫夫从小就聪明，年轻时多次参加"智商测试"，得分总在 160 分左右，属于"天赋极高者"之列，他一直为此而得意扬扬。有一次，他遇到一位汽车修理工，是他的老熟人。修理工对阿西莫夫说："嗨，博士！我来考考你的智力，出一道思考题，看你能不能回答正确。"

阿西莫夫点头同意。修理工便开始说思考题："有一位既聋又哑的人，想买几根钉子，来到五金商店，对售货员做了这样一个手势：左手两个指头立在柜台上，右手握成拳头做出敲击状的样子。售货员见状，先给他拿来一把锤子；聋哑人摇摇头，指了指立着的那两根指头。于是售货员就明白了，聋哑人想买的是钉子。聋哑人买好钉子，刚走出商店，接着进来一位盲人。这位盲人想买一把剪刀，请问：盲人将会怎样做？"

阿西莫夫顺口答道："盲人肯定会这样。"说着，伸出食指和中指，做出剪刀的形状。

汽车修理工一听笑了："哈哈，你答错了吧！盲人想买剪刀，只需要开口说'我买剪刀'就行了，他干吗要做手势呀?!"

可见，固化思维可能人人存在，很多人在用原来的老方法解决现在出现的新问题。

再来看一下"木桶定律"（短板效应）和"反木桶原理"（长板效应）吧。

1. 木桶定律

木桶定律，是指一只水桶能装多少水取决于它最短的那块木板。若要一只木桶盛满水，必须每块木板都一样平齐且无破损，如果这只桶的木板中有一块不齐或者某块木板下面有裂缝，这只桶就无法盛满水，甚至可能漏水。

一只木桶能盛多少水，并不取决于最长的那块木板，而是取决于最短的那块木板。所以，木桶定律也可以称为短板效应。任何一个人或者一个组织就像一只木桶一样，可能面临着一个共同的问题，即一个人各方面的素质和能力，或者构成企业的各个部分往往是优劣不齐的，而劣势部分往往决定了一个人或者整个企业的水平高低。但是，如果各块木板虽然一样平齐，但它们之间结合得不够紧密，那么，这个水桶仍将无法装水，这就不是能盛多少水的问题了。同样，一个口腔门诊、一个部门、一个团队，如果部门与部门之间、医生与医生之间没有团结协作精神，那么，将会严重影响工作任务的实现，甚至会导致门诊分崩离析。因此，木桶定律告诉我们，整个企业、诊所、团队和其中的每个人都应思考一下自己的"短板"以及整体协作存在的问题，并尽早补足它。

2. 反木桶原理

反木桶原理，恰恰与木桶定律相反。反木桶原理说明，木桶最长的一根木板决定了其特色与优势，在一个小范围内成为制高点；对于中小企业或口腔门诊而言，凭借其鲜明的特色，就能跳出大集团的游戏规则，独树一帜建立自己的王国。所以，反木桶原理又称为长板效应。

在这个注意力集中于某一点的时代，特色就是旗帜，凸显才能发展。与木桶定律求稳固的保守思想不同，反木桶原理是一种提倡特色凸显的创新战略，要求企业能打破思维定式，一切向前看，找准自己的特殊优势，开辟一片崭新的天地。

口腔门诊的运营存在固化思维吗？或者你还认为所谓的传统老方法最有效吗？需要遵循这些定律或原理吗？口腔门诊运营的创新点和特色在哪里？如何开辟口腔门诊运营的新天地？

1.2 / 门诊运营的一般僵化思路

口腔医疗是技术含量比较高的专业服务行业。因此，口腔医疗服务行业的市场准入门槛比较高，审批条件也比较严格；从事口腔医疗服务工作的人员普遍有较高的教育水平和良好的个人素质，有比较强的自律要求。所以，即使口腔门诊成为许多人关注的热点，也不可能成为一窝蜂追捧和随意涉足的领域；从业人员违法乱纪的现象相对较少，而倒闭关门的情况更是罕见。

口腔医疗服务行业还具有规模相对较小、运行相对独立和封闭的特点。其整个治疗服务过程能够在一个很小的空间内完成，涉及的人屈指可数，对社会产生的影响相对较小。口腔门诊的前期投入比较大，投资人自然会珍惜这样的机会，运行过程会小心翼翼。口腔诊治是靠医务人员双手实际操作完成的，虽然可见成本不高，但每一分钱都来之不易，不可能产生高额利润，更不可能出现暴利。

笔者赞同当前的口腔门诊运营，要像韩国三星集团前会长李健熙曾经说过的那样去做，"从我开始改变，除了妻儿，一切换新。"并且是自我颠覆、主动创新、占领制高点。

有人认为，门诊开店我凭多年的经验，可以维系，殊不知外部环境已经发生了变化，技术日新月异；

有人这么想，激励员工我舍得花钱，一定能够激发他们的工作效率，殊不知 90 后、95 后的个性需求，他们是互联网的"原住民"；

还有人表示，我用搞活动留住客户，殊不知粉丝经济时代的黏性有多低，竞争对手也有奇招……

总结起来，门诊运营的一般僵化思路包括以下五个方面，如图 1-1 所示。

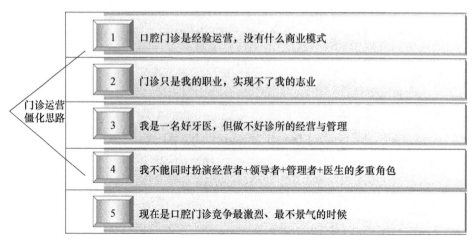

图 1-1 门诊运营的五大僵化思路

对于口腔门诊运营的一般僵化思路，我们来查找一下原因，然后确定突破口。

1. 口腔门诊是经验运营，没有什么商业模式

也许你有一个很好的诊所，但你未必拥有一家好的企业；很多牙医是技术很厉害、门诊产品设计得很棒，但是企业市场却做得一塌糊涂。那是因为你的门诊靠经验运营，而没有一个做强做大的商业模式，没有进行顶层设计。如何把一般企业的好商业模式运用到口腔门诊的企业化运营中，是一种思维的转换，也是一种创新的重构。

诊所要想做强、做大、形成连锁，有一点很关键，就是要让产品及服务模式达到70%以上能够标准化。所以，一流的企业和门诊不是卖产品，也不是卖服务，而是卖你在消费者心目中的印象，也就是你的公司 = 什么字眼。比如，王老吉 = "去火"，海飞丝 = "去屑"，法拉利 = "速度"，冠美 = "中老年口腔健康专家"，易中天 = "三国专家"，其实，易中天是研究美学的，但是他在人们心目中的印象就是研究三国的。而且，这个字眼是被你自己、你的合伙人、你的员工和患者、用户等所共知、认同和主动宣扬的。

可见，如果你的企业和门诊无法用一两个字眼来形容，就很难持续发展，这一两个字眼就是你的商业模式的提炼。

2. 门诊只是我的职业，实现不了我的志业

在口腔医疗行业，如果企业老板只是想赚钱，没有承担企业社会责任的行动；员工只是想解决柴米油盐酱醋茶问题，没有服务病患的意识；医生和护士只是重复性一次一次地洗牙美白、正畸、种植，没有享受到手术之外的快乐……那么，口腔门诊这个职场对于那些人来说，只是一个谋生的行业，而不是志业。

追求理想才能成就志业，所以，进入这个行业前或者门诊开业前，不妨归零思考一下这五个问题，如图1-2所示。

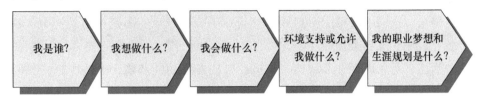

图1-2　成就志业之归零思考法

不是名、利，不是职业、事业，而是志业，志业体现的是人格特质、成就动机和价值体系。只有追求志业的人，才会把口腔医疗行业作为自己毕生的研究和耕耘领域，才得以长久。

3. 我是一名好牙医，但做不好诊所的经营与管理

不少牙医存在诸如此类的没有信心、没有准备的错误的想法："我是一名技术精湛的好牙医，但做不好诊所的经营与管理。"其实，不然。

医生，在国内教育体系中，相对于其他专业，学习年限偏长，本科需要五年的时间，当然在执业生涯的路径上，越老越值钱；而在国外或者我国台湾地区，医生执业的生涯发展路径是：医学生—实习医师—住院医师—总医师—专科医师—主治医师—教学研究/行政管理/临床（主治）—退休。

牙医，在国内口腔门诊发展过程中，要不是受聘于某家医院的牙科，做到牙科主任，要不就是一开始自己开个小店，一台牙椅、一个助手，到扩大规模为多台牙椅、多个助手的门诊，或者被收购；而在国外或者我国台湾地区，医生开业的发展路径是：主治医师—副院长—院长—永续经营（IPO）。

所以，现实还可以这样被改写：自己既能当好牙医，又能当好老板。

4. 我不能同时扮演经营者＋领导者＋管理者＋医生的多重角色

一个体制内的大医院分工很专业、很细，而受聘于这里的医生就是看诊、开药方、做手术，一般不会参与行政管理或者其他事务。而自己开诊所的医生，就是创业者、创始人，就是一个给员工发工资的老板，势必大事小事都

需要操心，需要自己来。

事倍功半的人，一个角色也扮演不好；事半功倍的人，可以同时做好几个角色，可以数量足质量好效率又高。一个开诊所的牙医，也应该可以扮演好经营者＋领导者＋管理者＋医生的多重角色。

5. 现在是口腔门诊竞争最激烈、最不景气的时候

"经营口腔门诊，如履薄冰，战战兢兢。"口腔门诊竞争激烈我们可以理解，但是，我们不能接受对口腔医疗行业唱衰的观点。即使在不景气中，各行各业也是有成功案例的。

当然，所属地区外部政治、经济、科技发展的大环境，大势所趋，我们很难掌控，但是对于自己我们还是可以想尽办法提升口腔门诊运营管理能力的。门诊良好运营的突破从个人开始，从前台、咨询师、门诊主管开始，从医生、门诊主任开始，从护士、护士长开始……

1.3
找到创新模式的真突破口

　　口腔门诊连锁化趋势使一个诊所与另一个诊所的差异化越来越不明显，口腔医疗服务项目和促销手段也日渐趋同，而患者却变得越来越挑剔，竞争对手也越来越多。这就是口腔门诊发展的最基本的现状。所以，摆在面前亟待解决的首要问题就是创新，要么创新模式，要么慢慢消失。

　　不想消失，就要在打破固化思维，明确门诊运营的一般僵化思路的基础上，找到创新模式的真突破口，培育创新的超强思维力。何为思维力？当一个人渐渐拥有成功者的特质之后，他就会自然地发现并结识周围更多的成功者，因为，这些人通性特质的背后有一些共通的能力驱动，这就是我们所说的思维力。他们思维力相通，加在一起能够通过群体影响力，影响并改变行业、产业格局。创新思维的这些改变主要包括八个方面，如图1-3所示。

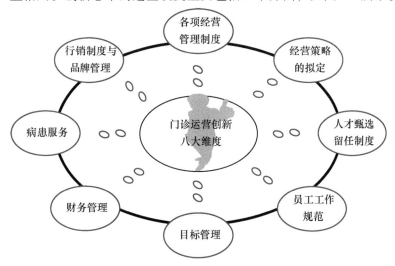

图 1-3　门诊运营创新八大维度

只有具备创新思维力的人，才能够对未来很多事情做出准确的判断。当然，思维力尤其是创新思维力的产生是需要经过长期历练的。

1. 关联思维是突破性思维的核心

如果你询问富有创造力的人是怎样做事的，他们会觉得不好意思，因为他们其实并不是在创造，只是自然而然地看到了一些东西，而且他们能联系到自己从前的经历，进而合成新的事物。

我们常常误认为突破就是独立的想法，是之前没有任何人在任何情况下想到的事物。但事实上，几乎所有突破都综合了当前已经存在的各种想法。所以，以往仅仅作为一名牙医招了一个助手开了一个小店，两三年的经历没有浪费；以往有三四台牙椅的时候成为一家公司的合伙人，两三年的运营经验也没有浪费；以往作为盈利的门诊被大企业收购、兼并，两三年的管理经验同样没有浪费。现在就是如何关联思维、如何创新、形成新模式的问题了。

2. 运用联想思维

联想思维是指在人脑内记忆表象系统中由于某种诱因使不同表象发生联系的一种思维活动。可以说，联想思维和想象思维是一对孪生姐妹，在人的思维活动中都起着基础性的作用。

联想思维是关联性思维，是在创新过程中运用概念的语义、属性的衍生、意义的相似性来激发创新思维的方法，它是打开沉睡在头脑深处记忆的最简便和最适宜的钥匙。

联想思维具有连续性、形象性和概括性三大特征，具体如下图 1-4 所示。

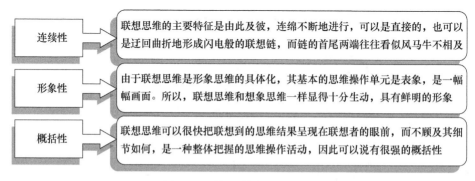

连续性	联想思维的主要特征是由此及彼，连绵不断地进行，可以是直接的，也可以是迂回曲折地形成闪电般的联想链，而链的首尾两端往往看似风马牛不相及
形象性	由于联想思维是形象思维的具体化，其基本的思维操作单元是表象，是一幅幅画面。所以，联想思维和想象思维一样显得十分生动，具有鲜明的形象
概括性	联想思维可以很快把联想到的思维结果呈现在联想者的眼前，而不顾及其细节如何，是一种整体把握的思维操作活动，因此可以说有很强的概括性

图 1-4 联想思维的三大特征

如果根据产生联想的基础不同，可以将联想思维分为接近联想、相似联想、对比联想、因果联想和类比联想五种，具体如表 1-1 所示。

表 1-1　联想思维的五种类型

类型划分	说明与举例
接近联想	1. 时间或空间上的接近都可以引起不同事物之间的联想 2. 科学发现的例子：门捷列夫发现元素周期表对未知元素位置的判断，卢瑟福研究原子核时提出质量与质子相同的中性粒子的存在…… 3. 诗歌中时空接近的联想的佳句如："春江潮水连海平，海上明月共潮升。滟滟随波千万里，何处春江无月明。"春江、潮水、大海与明月（既相远又相近）联系在一起
相似联想	从外形或性质上的、意义上的相似引起的联想，都是相似联想。如"春蚕到死丝方尽，蜡炬成灰泪始干""床前明月光，疑是地上霜"等
对比联想	由事物间完全对立或存在某种差异而引起的联想，就是对比联想（相反特征的事物或相互对立的事物间所形成的联想） 文学艺术的反衬手法，就是对比联想的具体运用。比如描写岳飞和秦桧的诗句："青山有幸埋忠骨，白铁无辜铸佞臣。"
因果联想	由于两个事物存在因果关系而引起的联想，就是因果联想。这种联想往往是双向的，可以由因想到果，也可以由果想到因
类比联想	类比法就是通过对一种事物与另一种（类）事物对比，而进行创新的方法。其特点是以大量联想为基础，以不同事物间的相同、类比为纽带 根据不同的类比形式可分为多种类比法，大致可以分为五种：①直接类比法：如鱼骨—针，酒瓶—潜艇；②间接类比法：如负氧离子发生器；③幻想类比法：如第一台电子计算机的诞生；④因果类比法：如气泡混凝土；⑤仿生类比法：如抓斗、电子蛙眼、蜻蜓翅痣与机翼振动

　　联想思维在人的思维活动中起着很重要的作用，主要体现为以下四个方面：

　　首先，在两个以上的思维对象之间建立联系。通过联想，可以在较短时间将内在问题对象和某些思维对象建立起联系，这种联系，就会帮助人们找到解决问题的答案。

　　正如《科学研究的艺术》一书的作者贝弗里奇在书中所说，独创性常常在于发现两个或两个以上对象或设想之间的联系或相似点，而原来以为这些对象或设想彼此没有联系。

　　其次，为其他思维方法提供一定的基础。联想思维一般不能直接产生有创新价值的新的形象，但是，它往往能为产生新形象的想象思维提供一定的基础。

　　再次，活化创新思维的活动空间。联想，就像风一样，扰动了人脑的活动空间。由于联想思维有由此及彼、触类旁通的特性，常常把思维引向深处或更加广阔的天地，导致想象思维的形成，甚至灵感、直觉、顿悟的产生。

　　最后，有利于信息的储存和检索。思维操作系统的重要功能之一，就是把知识信息按一定的规则存储在信息存储系统，并在需要的时候再把其中有用的信息检索出来。联想思维就是思维操作系统的一种重要操作方式。

3. 运用创新思维

创新是指人为了一定的目的，遵循事物发展的规律，对事物的整体或其中的某些部分进行变革，从而使其得以更新与发展的活动。创新和创新能力相辅相成，创新是创新能力的外在表现，创新能力是创新的基础和前提，两者缺一不可。创造新事物首先要有创新意识，没有创新意识就没有创新活动，没有创新活动就没有创新成果，创新意识是创造新事物的关键。

（1）创新意识的构成。创新意识主要由好奇心、求知、竞争、冒险、怀疑、灵感、个人寻求发展的动力等心理因素和创造性思维、独立性思维等因素组成。这些心理因素相互联系、相互促进，形成了创新意识。

（2）创新意识增强。为了增加创新的成果，就需要不断培养和增强创新意识，培养和增强创新意识可采取一些方法，具体如图1-5所示。

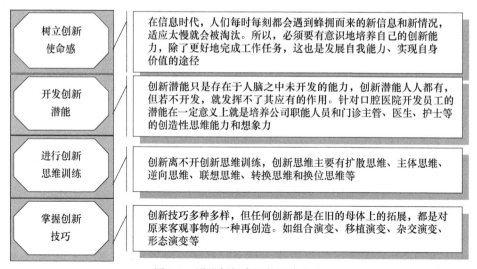

图1-5　增强创新意识的四大方法

综上所述，随着近几年口腔门诊的快速发展，口腔医疗行业和经营业态凸显了各种问题，比如：口腔医疗机构普遍存在医疗人才缺乏、技术队伍不稳定、门诊管理匮乏、营销缺失、客户流失等问题，导致口腔门诊的经营态势发生很多奇怪的现象，如盲目营销等。所以，打破固化的思维，摒弃僵化的思路，找到创新的突破口，就能实现门诊运营突围，建立起五大机制。当然，还首先需要向外看，即梳理港澳台、国际化的口腔经营业态，结合国内口腔门诊的经营业态，进行研究、学习和总结。

1.4 | 国际化口腔经营业态

据资料显示，90%以上的中国人存在口腔疾病，而欧美发达国家的口腔疾病发病率非常低，这与口腔保健意识有很大关系。根据卫生部第三次全国口腔健康流行病学调查结果统计，我国从未看过牙医的人超过60%，只有2%的人有定期进行口腔检查和清洁的习惯。而在美国，64%的人每年至少做两次口腔检查。

在欧美、日本等发达国家，人们十分注重口腔保健卫生，拥有健康、整齐、美白的牙齿被认为是文明、美丽的基础条件。发达国家几乎每个人从小就有固定的私人牙医，私人牙医制度使得发达国家口腔疾病发生率非常低。

另一方面，国外牙科行业的管理也比较成熟。比如，加拿大医疗卫生行业的监管属于省政府的职责权限；法律法规也很健全，加拿大安大略省的《牙科法》（Dentistry Act）是在1868年颁布和实施的，并且经过多次修订，直到新的《医疗卫生专业法》（Health Disciplines Act）在1975年生效，监管范围包括了牙科学、医学、护理学、视力检验学和药物学等多个与医疗卫生相关的专业，每一个专业都有自己的皇家学院。比如，根据《医疗卫生专业监管法》，加拿大安大略省皇家牙科科学院的任务是：

（1）根据《牙科法》《医疗卫生专业监管规范》《医疗卫生专业监管法》和相关法规、条例，管理牙科专业和皇家牙科科学院成员。

（2）制订、发展和维持注册行医执照持有人的标准。

（3）制订、发展和维持牙科工作的计划和标准，保障牙科工作的质量。

（4）制订、发展和维持牙科知识和技能的标准和工作计划，确保皇家牙外科学院成员的工作能力与时俱进。

（5）制订、发展和维持皇家牙外科学院成员的专业伦理标准。

（6）制订、发展和维持工作计划，协助皇家牙外科学院成员履行《医疗卫生专业监管规范》和《医疗卫生专业监管法》规定的义务。

（7）在牙科专业事务中实施《牙科法》《医疗卫生专业监管规范》和《医疗卫生专业监管法》，按照皇家牙外科学院的章程履行职责，行使权力。

（8）完成任何其他与牙科医疗卫生照顾工作有关的，学院董事会认为是必要的任务。

从上述国内口腔医疗状况与国际化口腔医疗水平的对比，可以看出国内口腔医疗机构存在差距、面临竞争，同时也迎来了新机遇。近年来，民营口腔医疗行业呈快速发展趋势，国家各项政策的支持也为口腔医疗行业提供了历史新机遇以及未来更大、更宽、更广的发展空间。

1.5 / 我国港澳台地区口腔经营业态

1. 香港地区的口腔医疗服务

香港地区的医疗服务具有综合性的优势，可以说具有世界级的高水平。香港医疗院所的医疗设备先进、管理规范，医护人员的专业素养和服务素质比较高。

香港地区的医疗院所主要有三种类型：

（1）公立医院。是指由香港政府出资成立并运营，但又不属于香港政府的某个部门的一种半官方式的机构。公立医院可以提供的服务"价廉物美"又完善，比如普通科、专科医疗服务和注射、熬药服务等。

（2）私立医院。是指私营化的医院，提供个人化的医疗服务。相比于公立医院，环境更舒适、医生更亲切一些，当然，收费也高一些。

（3）私家诊所。香港有许多小型的私家诊所，提供简单的内科服务、免疫注射服务或者传统、有针对性的医疗服务。收费相比公立医院要贵，比私立医院要便宜。

从发展趋势上看，香港医疗逐步走向"自费医疗"的服务模式。对于香港人而言，由于私立医院的服务要优于公立医院，因此更倾向于选择私立医院就诊。

2. 澳门地区的口腔协会

澳门地区的医疗服务主要由四种类型的专业医疗机构提供，包括由澳门政府运营的医疗机构、非政府组织机构设立的医院、由民间社团运营的医疗诊所和私人诊所。澳门大约有一百多家私人牙医诊所。

由于澳门的医学生学成后一律要经过澳门政府相关部门的学历认可才能在澳门正式行医，当地的护士仅由澳门理工学院等一两所机构进行培训，再加上澳门主要仅有两家大型的综合型医院，所以，澳门牙科医生的就业机会非常有限，因而大半数以上的牙医都会选择开办口腔门诊或者受聘于私家牙科诊所。

同时，澳门地区建立了多家与口腔相关的协会组织以便于行业内交流和港澳台相关机构合作，包括澳门医科医学会、口腔医学会、口腔正畸学会、齿腭矫正学会、牙齿种植学会、儿童牙科医学会和沪港澳台口腔交流协会等。

3. 台湾地区的医疗观光

台湾地区全民健保自 1995 年实施以来，其成就已赢得国际的肯定，国际公共卫生学者与健康保险同业者纷纷前去观摩。台湾医疗观光产业已然成形，其两大本质即医疗和观光，成效显著。近年来，全国各地的口腔医疗行业机构和门诊的管理者、医生和护士等多次组团前往台湾地区的口腔医疗院所学习。去过多次的冠美口腔牙医专家就分享过学习的经历和经验：台湾地区口腔医疗院所创新经营模式，推出的医疗观光项目得益于五大优势，包括先进的国际医疗技术，商务医疗，自助式医疗，主题式套装以及注重细节、专业和品质。

但是，由于人口老龄化、医疗科技进步及民众就医需求增加等因素的影响，在全民健保实施之际，医疗院所为改善作业流程、提升服务效率与降低人力成本，开始信息系统的开发与应用，让竞争激烈的医疗院所得以顺利运作与经营。再加上健保 IC 卡的使用和健康信息建设计划的落实执行，让医疗信息的交换更为便捷，也促成电子病历的实施更为成熟。

同时，随着云计算的发展，每个人无论身在何处，只要有浏览器就可呈现自己的病历与健康数据，而台湾地区医疗院所之间也是利用云架构来共享与提供有限且宝贵的医疗资源，也就是说，患者随时随地都能享受到无所不在的牙科健康与管理服务。

1.6 / 国内口腔经营业态

中国民间自古就有"牙疼不是病，疼起来要了命"的说法。根据公开资料显示，中国有龋齿的人为 6 亿左右；中国成年人中，牙龈出血的发生率为 77.3%，牙石检出率 97.3%，龋齿发生率 88.1%，牙周健康率仅为 14.5%，高发病率而低就诊率现象十分突出。如果依靠现有的医疗机构来治疗已经发病的人，要用两个世纪的时间才能完成。

而就口腔医疗行业的发展来说，国内的发展机会及现有口腔医院、品牌连锁医疗机构的规模均优于香港、澳门地区，运营管理、医疗技术和项目活动策划等也在广泛地向台湾地区的医疗机构学习，所以，具有很大的发展潜力。这一方面在于国内经济成长因素的积极影响，另一方面，相对于港澳台地区的寸土寸金，内地丰富的资源为口腔医疗机构的建设创造了较优厚的软硬件条件。

就医疗技术的快速发展、服务理念的充分体现以及各级医师、技师、护士的分工协作更趋合理而言，与之同步的运营管理优化、培训产品和服务增值、图书出版和资料共享等也在走向国际化路线，这也成为了国内口腔医疗机构颇具竞争力的亮点。如果说医疗服务行业属朝阳产业，那么，牙科等专科医疗领域在消费升级和较为宽松的政策环境支持下，将成为医疗服务行业中的优势细分行业。

国内口腔医疗机构应该开创企业发展新纪元，迅速走向国际化。但也不得不承认，与国外发达国家相比，国内的牙科市场尚处于发展的初级阶段。比如，牙科专业正畸起步较晚，种植牙的渗透率与发达国家相比，数据几乎可以忽略不计。总之，国内整体口腔门诊市场规模仍然较小，牙科高附加值业务有巨大的发展空间。

1. 牙科治疗保健的市场潜力增大

近年来，伴随口腔疾病的上升以及城乡居民口腔健康意识的提升，口腔治疗的需求在不断扩大。而随着新医改的持续推进，公立医院改革不断深化，民营口腔医疗机构，特别是口腔连锁诊所在覆盖范围、医学技术实力、医疗服务能力等方面都飞速发展，并正逐步打破公立医院在口腔诊疗领域独霸市场的格局。2015 年，口腔门诊市场规模约达人民币 170 亿元，预计 2015～2020 年市场将以 15%～20% 的速度快速增长，2020 年以后，伴随社会人口结构的调整，增速将进一步提高到 20% 以上。

可见，下一个十年将是口腔连锁门诊快速发展的黄金时期，其必将成为投资者关注的新蓝海。从我国进行的第三次口腔健康普查情况看，我国老年人的牙齿缺失率远高于中青年人群，但就诊率依然不高。预计随着老龄化的继续，我国牙科治疗保健的市场潜力必将进一步增大。

2. 种植牙等高附加值业务的成长

随着消费能力及健康意识的提升，医生和患者教育程度的提高，我国牙科市场正在经历快速的发展阶段。从业务板块上看，种植、正畸等高附加值业务占比的提升将逐步提高民营口腔医院的盈利能力。从商业模式上看，连锁综合医院在客户宽度和规模壁垒上更具优势，更受益于中高层消费群体的壮大。连锁高端诊所定位高，在服务附加值和品牌效应上更具优势。以种植牙的发展情况为例，中国是全球增长最快的市场之一，目前中国已经成为全球几大牙科种植系统企业在亚洲最重要的市场增量。

所以，随着有经验的牙医数量的增长，以及港澳台地区和国外口腔医疗机构在国内的学术推广力度提高，以种植牙为代表的高附加值业务将引领国内牙科市场的成长。据相关资料显示，今后五年内国内种植牙数量有望从目前的 10 余万颗上升到 50 余万颗。

3. 民营连锁口腔品牌机构快速发展

民营连锁口腔品牌机构正在加速拓展国内市场。在公立医院改制和鼓励民营资本进入医疗市场的政策和环境背景支持下，民营资本凭借服务优势将取得超出行业平均水平的增长率。而为了在未来的竞争中占据主动地位，扩大品牌影响力，民营医院短期内将会加快软、硬件的投入。当然，考虑到口腔医疗市场的发展阶段，牙医资源和品牌优势将成为决定医院长期竞争力的两大核心要素。

☞ 案例分析："百思特"四大板块

冠美口腔旗下百思特学院，既内部孵化自己，也外部孵化他人。冠美"百思特"系统，根据冠美口腔多年门诊运营实战经验，按照"群体战略"的发展，把店群、员工群、顾客群按照信息化时代的口腔发展节奏总结而成，故名"BEST"。

B——BUSINESS：商业，商业化的

未来行业发展的趋势、理念、结构要符合商业的发展。所有门诊的经营遇到的困难在商业领域均可迎刃而解，门诊运营的商业化、公司化、连锁化，从小到大的发展一定要符合商业的发展规律，给人的发展建立更好的通路方可延伸。

E——EASY：轻松，容易

所有开门诊的老板都是为了当初的那份梦想，如何轻松地让门诊走出困境，走出我们的那份梦想，放大梦想，一群人才能走得更远。

S——STAR：行业之星，明星

自己在行业内的定位、地位、建树。为什么做门诊、口腔？做什么？怎么做门诊、口腔？

T——TEAM：团队

群体战略的发展才能把大家的梦想凝聚在一起。

百思特商学院——旨在打造最专业的口腔教育大学，让人才孵化变得更直接、更容易，让人的提升变得更简单、更迅速！冠美百思特商学院带着强烈的行业危机感和使命感，倾力打造百思特运营管理系统，为您解决难题，让口腔变得不再困难！

定位：打造口腔行业最专业的口腔人才教育大学！

使命：引领口腔行业中小口腔门诊走向阳光地带！

理念：专家共用、客户共享、价值共赢、未来共创！

愿景：实现老板、员工、顾客的平台价值一体化！

百思特商学院口腔门诊运营训练体系四大板块内容，如表1-2所示。

表 1-2　百思特口腔门诊运营训练体系四大板块

板块序号	板块主题	板块定位	主要内容
第一板块	发展板块与口腔门诊盈利模型（人群与店群）	群体发展认知与建立	1. 老板的个人世界 2. 店的定位与认知 3. 口腔门诊四重利润 4. 干部三条线的成长 5. 群体"裂变"
第二板块	员工认知	员工属性与群量价值	1. 口腔员工属性 2. 员工的通路搭建 3. 员工的薪酬设计与店运营的关系 4. 员工群量资源的价值
第三板块	顾客认知与项目设置，店运营客群循环系统（客群再生）	顾客循环与预约系统	1. 行业认知，顾客属性与价值 2. 客群再生的价值解析 3. 客户七重价值与八大属性 4. 项目定位与项目认知 5. 口腔门诊各项目搭建与项目包的对接 6. 转介绍模式与口腔一站式拓客
第四板块	薪酬体系 冠美家文化建设	薪酬福利激励机制企业文化与价值探讨	1. 口腔行业危机意识与"自行车定律" 2. 店、人、行业是怎么值钱的 3. 薪资搭建原理 4. 各项工资的设定与运用 5. 门诊分类及分红计划制定

☞ 案例分析："百思特"三大系统

用商业化、连锁化的企业家思维看门诊发展，通过平衡运营实现门诊平衡持续盈利，通过医疗团队文化建设氛围，实现平台梦想！

门诊的发展只有在不断的推进过程中，价值才能放大，所有门诊的老板——只要你上路，就没有停止的可能性，只有危机意识才可以让自己发生变化，如果门诊没有成为员工归属的平台，就必须成就店里的每一位医生，员工是门诊最大价值的缔造者，老板是服务者。

百思特商学院口腔门诊运营训练体系，以四大板块为基础，设计了三大系统，即战略定位系统、员工源动力开发系统和技术联盟与店群裂变系统。与之相匹配的三个子系统模块也凸显价值。具体内容如表1-3所示。

表 1-3　百思特口腔门诊运营训练体系三大子系统

序号	主题	定位	主要内容
第一子系统	主管特训营	主管的角色	1. 门诊的目标管理与分解 2. 门诊主管的日常管理 3. 数据管理与会议实操 4. 门诊的团队建设
第二子系统	护士长特训营	护士长的角色	1. 就诊中的七次预约 2. 客群循环中的转介绍 3. 护理团队建设 4. 护理操作标准化
第三子系统	员工拉练	全员目标化	1. 统一医护思想 2. 个人目标与门诊目标设置 3. 门诊团队成果确立

1.7 门诊开店四重利润

门诊开店四重利润指的是员工利润、顾客利润、项目利润和品牌利润。具体如图 1-6 所示。

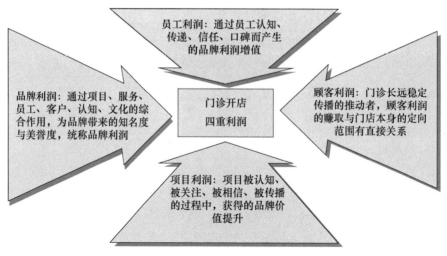

员工利润：通过员工认知、传递、信任、口碑而产生的品牌利润增值

品牌利润：通过项目、服务、员工、客户、认知、文化的综合作用，为品牌带来的知名度与美誉度，统称品牌利润

门诊开店四重利润

顾客利润：门诊长远稳定传播的推动者，顾客利润的赚取与门店本身的定向范围有直接关系

项目利润：项目被认知、被关注、被相信、被传播的过程中，获得的品牌价值提升

图 1-6 门诊开店四重利润

1. 员工利润

口腔门诊的员工是对外品牌推广的窗口。员工的忠诚度、员工的满意度、员工的言谈举止都在为企业创造利润，员工利润的组成，除了销售者带来的以外，更是品牌的传播者促成的，不断增加的门诊客户转介绍恰恰体现了员工的利润！

众所周知，营销会带来利润。所以，人人都应该学习也都可以做好销售。前台、咨询师需要学习营销，让客户感受更好的专业技术、品质的保障，老板、财务、人力资源和行政都需要学习营销，推进医护服务，间接促进客户满意，形成客户循环，提升门诊营业额。

老板是门诊最大的推销员，因为企业的远景要你来规划，然后推进口腔医疗项目定位并进行推广，战略合作伙伴和大客户满意度由门诊的长远规划决定，公司出现的重大危机需要你去面对并转危为安；财务人员是内部服务者，不只是做到收支平衡那么简单，你们要为公司做好预算，做好成本控制，做好未来的资金筹划，更要提升全员与股东的服务满意度；HR 是最有价值的服务者，你们在选人、用人、留人和激励人上要做出正确的决策，你们要帮助员工进行职业生涯规划，为公司搭建人才梯队，带来人才价值的利润倍增。

2. 顾客利润

顾客是口腔门诊的流水来源，顾客转变为持续消费的用户并且转介绍就是顾客利润。这样的顾客就是诊所品牌持续稳定传播的推动者。

转介绍可以让你的潜在客户成倍地增加，并更快地转为准客户。据悉，每一个客户背后有 12 个客户资源组成，要想获得转介绍，首先就要让这个已在的顾客充分感受到门诊的技术和门诊所提供的服务的优势，感觉到确实能够帮助到他所认识的朋友。

一次看牙结束不代表服务的结束，而是更多服务的开启。举例来说，一个种植牙的患者享受服务感觉很好时会说："医疗也可以这样做，感觉真是太棒了！"这时，你就可以说："非常感谢你对我们服务的认可。既然你感觉我们×××医生的技术很棒，那如果你的朋友有类似的需要，可不可以帮我介绍一下呢？"对方肯定说："可以的。"

"隔行不隔理。"如果所有员工都能在前期用虔诚的心表示对客户的感谢，持续地用心问候，提供项目以外的附加价值，再加上上述引发转介绍的说话方式，就不但能巩固这一次的服务项目的成交，而且还能把顾客转变为你的转介绍客户，统称为边缘性牙医打造。

顾客利润会在不同的门诊服务阶段呈现，让门诊持续盈利。

项目或产品利润被称为门诊利润的初级阶段，我们通过项目销售扣除成本，这个利润很容易计算；系统或待遇利润被称为门诊利润的中级阶段，需要通过门诊客户循环方式来完成，目的是让客户不断到门诊就诊；时间利润或角色利润是门诊利润的高级阶段，客户初诊体验舒适就会有需求就光顾就会转介绍，形成种子客户。

3. 项目利润

这里的项目不等于产品、技术、服务，也不等于一次性的促销活动，而是指一系列独特的、复杂的并相互关联的活动。所以，这里的项目利润，也不单单指一次性获得的利润，而是指获得一次性利润后所获得的衍生利润或再生利润。

比如，一系列讲座、优惠活动带来的顾客，又产生的二次消费和转介绍，形成的黏性较强的用户群体；根据享受传统产品＋技术＋服务的患者的反馈而改进的新模式；自己成熟的产品、技术、服务转化为培训课程、图书等新产品而产生的持续盈利和衍生价值。

4. 品牌利润

病患对于口腔门诊的品牌认知最有深度与广度，他们最具有发言权，认可就来，不认可肯定不来。所以，提升品牌认知度就可以创造诊所的品牌利润。如果病患对于诊所的品牌忠诚度高，反过来又会提升顾客利润。

口腔门诊的品牌经营元素由企业品牌的名称、牙医品牌、医疗服务、标语、诊所识别系统（CIS）、注册商标、设计包装以及专利技术多少、具有版权的知识产品多少等构成。要形成并拿到品牌利润，必须促成病患对这些品牌元素的认知、认可和习惯。

品牌利润不是自然而然形成的，品牌利润的获取必须经营好自我品牌。品牌经营需要关注病患价值、满足病患需求、沟通病患关系、经营病患社群和牙医粉丝群体以及培养病患就医习惯等。

1.8
运营突围五大机制

为了确保一个门诊可以获得上述四重利润，那么，开店正式运营后就要逐步建立五大机制，即项目动态平衡机制、整合营销机制、薪酬激励机制、财务管理出效益以及人才"蓄水池"工程。

1. 项目动态平衡机制

口腔门诊要获得运营的最佳效益，必须把产品、技术、服务、活动、管理等系统放在运动中加以研究，并进行定性、定量的综合平衡分析，探索其运动的规律，建立起项目动态平衡的机制。

（1）追求企业效益和满足外部环境需求之间的平衡。效益可以分为有形效益和无形效益，动态变化过程中不仅可能造成有形经济效益的增减，同时也会造成无形社会效益的增减。高效地调配资源，打组合拳，审时度势地合理选择有形和无形效益的匹配最终才能得到最大的效益组合。从长远来看，追求企业效益要同满足政府管理部门要求、病患需求、合作伙伴利益等相协调。

（2）口腔中要找出常规项目、盈利项目与特色项目，未来的口腔市场会由全科的口腔门诊逐步向专科化转变，保持门诊设置的项目平衡，是门诊持续盈利的根本。

项目本身的时间、资源和质量的动态平衡：项目管理三角形（Project Management Triangle）指的是时间（阶段/周期）—技术（资成本/费用）—材质（特性）；项目平衡三角形（Project Trade-off Triangle）指的是时间（进度/工期）—技术（成本/费用）—效果（效果/工作）。

2. 整合营销机制

产品和服务营销不是"一锤子买卖"，而是一个不断成交、持续循环的过程。在这个过程中，整合营销才是王道。整合营销（Integrated Marketing）是一种对各种营销工具和手段的系统化结合，根据环境进行即时性的动态修正，以使交换双方在交互中实现价值增值的营销理念与方法。整合就是把各个独立地营销综合成一个整体，以产生协同效应。这些独立的营销工作包括广告、直接营销、销售促进、人员推销、包装、事件、赞助和客户服务等。

整合营销理论产生和流行于 20 世纪 90 年代，是由美国西北大学市场营销学教授唐·舒尔茨（Don Schultz）提出的。整合营销就是"根据企业的目标设计战略，并支配企业各种资源以达到战略目标"。传媒整合营销作为"整合营销"的分支应用理论，简言之，就是从"以传者为中心"到"以受众为中心"的传播模式的战略转移。整合营销倡导更加明确的消费者导向理念，因而，传媒整合营销理论对我国新的改革形势下传媒业的发展具有重要的指导意义和实用价值。

忽视互联网的信息传播能力，再好的产品也会在偌大的互联网里淹没。整合营销就可以让包括微博、博客、微信、论坛、贴吧等在内的每个营销渠道互相关联促进、相辅相成，达到 1 + 1 > 2 的效果。

整合营销是以消费者为核心重组企业行为和市场行为，综合协调地使用各种形式的传播方式，以统一的目标和统一的传播形象，传递一致的产品信息，实现与消费者的双向沟通，迅速树立产品品牌在消费者心目中的地位，建立产品品牌与消费者长期密切的关系，更有效地达到广告传播和产品行销的目的。

3. 薪酬激励机制

激励机制是企业将组织目标转化为员工具体业绩或成果事实的连接手段。企业可以通过各种激励方式有效地调动职能部门员工和医护人员的积极性、主动性和创造性。

具体而言，激励机制是一套体系，是企业根据员工职位评价和绩效考评的结果，通过科学和规范地设计外部奖酬形式和工作环境，并以一定的行为规范和惩罚性措施，借助信息沟通，来激发、引导和规范企业员工的行为，以有效实现企业及其员工个人目标的系统活动。口腔门诊薪酬激励机制的设计模型，如图 1-7 所示。

分享理论是指企业根据员工工作绩效而给予其一部分公司利润的组织整体激励，是由企业建立并提供资金支持，让员工或受益者参与利润分配的理论方式。分享理论认为，报酬的支付是建立在对利润这一组织绩效指标的评价的基础上的，利润分享计划是一次性支付的奖励，它不会进入到雇员的基本工资中去，因而不会增加组织的固定工资成本。

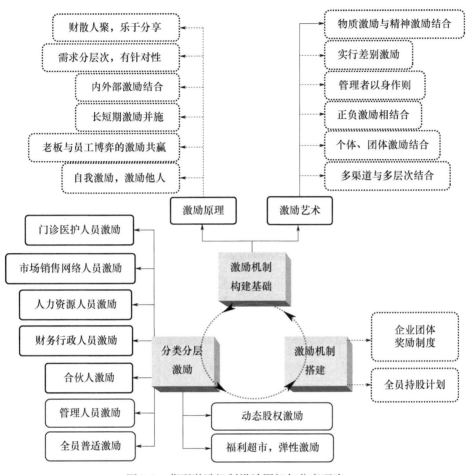

图 1-7　薪酬激励机制设计图解与分享理论

　　分享理论在企业实践中，对于成熟型企业显得更为有效，具体有现金计划和延期利润分享计划两种实施形式。

　　（1）现金计划。现金计划是最流行的利润分享计划形式，即每隔一定时间，把一定比例（通常为15%～20%）的利润作为利润分享额。

　　（2）延期利润分享计划。在监督委托管理的情形下，企业按预定比例把一部分利润存入员工账户，在一定时期后支付。这类计划使员工可以享受税收优惠，因为个人收入所得税的支付要延期到员工退休后，这样，员工在享受次计划的过程中只需缴纳较低的税率。

　　分享理论的优点是，将员工的利益在同一计划中体现，使全体员工都关注公司的利润，公司利润的大小直接影响员工的收益；局限性是该计划通常与员工的基本薪资挂钩，即利润的分享并没有考虑员工个人的业绩，仅是关注企业的经营目标。本书第9章"激励：薪酬杠杆系统"是对薪酬激励机制与分享理论的具体设计。

4. 财务管理出效益

在现代企业经营管理中，财务管理的意义已经远远超出了会计核算的范畴，而越来越多地参与决策、经营甚至战略制订。门诊的数据统计是门诊最有力的支撑，财务本身不创造价值，仅仅是一种工具和方法，借助门诊运营中各个关键数据指导领导层的思维，以及如何运用财务管理方法。财务管理具备的三大功能，如图1-8所示。

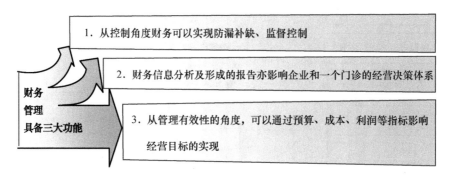

图1-8　财务管理具备的三大功能

再从企业管理发展沿革来看，最初是产品导向，后来是销售导向，但是还没做到股东价值导向。好的做法，应当是在价值导向的基础上，用财务思维将业务管理牵引起来，如果没有财务的牵引，业务的膨胀和过度其实是对公司价值的损害，例如过度促销、过分提升销量，导致的结果便是有规模没效益，大而不强。

一个门诊的经营活动能够完整全面地反映在财务数据上。通过会计核算，对日常经营数据进行收集、分类、登记、计算分析，可以准确地掌握企业的发展状况，并对未来的决策提供依据，进行风险管控，找出问题所在，从而更好地提出解决方案。

而作为财务管理的核心——资金管理，更是关系到企业生存的"血液"，提高资金的使用效率无疑会带来更高的回报。

财务管理包括三大杠杆：销售利润率、资产周转率和财务杠杆。其中，销售利润率是企业最终的股东利润除以总的销售收入；资产周转率是企业实现的销售收入和产生销售收入的总资产之间的比值；财务杠杆是企业的总资产与股东权益的比值。

销售利润率、资产周转率、财务杠杆分别代表着企业的盈利能力、管理能力和资本能力。企业资产并不是越多越好，而要看资产的使用效率。例如，一家企业通过并购快速扩张 N 家口腔门诊，但是开店后却长时间都在闲置，并没有运营，或者有的门诊有利润，有的门诊亏损，而整体一计算，入不敷出。所以，门诊主任和门诊主管必须要有成本意识和价值创造意识，关注投入产出比。

5. 人才"蓄水池"工程

"周公吐哺，天下归心"，这句千古佳话体现的是尚贤爱才的优良传统，折射出人才储备和培育的重要性。一个门诊可以并需要建立多种职业通道，实行能上能下的竞争机制，以调动员工的工作积极性和工作成就感。

正所谓，"缺什么，补什么""用什么人才，储什么人才""筑巢引凤，待遇留人"，既立足"当前所要"，用好、用足、用活现有人才资源，更着眼"长远所需"，多措并举，广开门路。注重严把入口，放松出口，招贤纳士，确保人才"蓄水池"得以不断扩充和更新。

口腔行业是一个人才竞争，以专家技术价值存在的行业，一个门诊要构筑人才"蓄水池"，要有"千金买马骨"的气魄，备足永续发展的"源动力"。门诊人才"蓄水池"工程建设的关键点如图 1-9 所示。

方向性招聘 招聘过程中HR需储备重要岗位候选人或潜质人选并给一个大致上的发展方向

职务传承 形成一种传帮带文化或师带徒制度让院长或医生心甘情愿地培养下属或接班人

生涯规划 员工明确自己的未来发展方向并激励不断进步，同时公司也做好了人才储备工作

人才盘点帮助企业绘制"核心+骨干"人才地图，算好人才账，做好人才规划 **人才盘点**

网状晋升通道设计以胜任力模型为基础，加上内部竞聘、交流轮岗、挂职锻炼 **晋升通道**

建立医生、护士和主管人才信息平台，深挖人才潜能，培养跨界人才+斜杆青年 **人才信息平台**

图 1-9　门诊人才"蓄水池"工程建设六大维度

第2章

避险：归零思考梳理盈利模式

百思特运营哲学："勤奋、创新、坚韧、激情、敏锐、卓越的领导才能……"除了你能想到的这些，对一名口腔门诊的创业者来说，更重要的还是不忘初心，归零思考，不怕重新推倒重来。这样，即使在开店路上遇到再大的困难，也不会打"退堂鼓"。

前台："我主持召开早会；准备好前台物品，如水杯、抽纸等；正常分诊；处理协调医护接诊流程及时间安排，协调门诊突发事件。"

咨询师："我熟悉咨询行业服务流程，熟悉口腔类相关专业医学知识；我每月的25日写好下月的工作计划，完成目标流水95%以上。"

牙医："我严谨求实、精益求精、无技术责任投诉；标准化落地：冠美刷牙、洗牙、拍照片、病例书写规范；培训：新技术、新设备、新材料。"

护士："我检查确保所有耗材、药品必须在有效期内；操作过程中严格执行查对、四手操作，与医生配合默契。"

在医疗机构中，公立医院收的医疗费并不比私立诊所低，有的甚至更贵。公立医院存在的"看病难"问题，无法通过扩大公立医院规模等单向行为解决，因此需要引入多样化的私立诊所对病患进行分流，使私立诊所发挥"分流器"的作用。当然，这样就必须让私立医疗机构有同等的机会吸引到优秀的医疗人才。这种分流也包括了医师本人开办私人诊所。

　　综观各国医疗发展经验，越是拥有一流医疗水平的国家或地区，越是各类医疗机构发达的国家或地区，私立医院的兴起以及医疗人才与护士的自由流动率越高，并能有效地提供公立医院所不能提供的公共产品。

　　对于国家而言，可以实现公立与民营的匹配制约，避免医疗资源的浪费，节省国家和个人的医疗消费。

　　对于牙科诊所的创业者而言，要帮助有能力的医生在工作之余获取较高的收入。

　　对于患者而言，如果顺利的话，大家可能会重树对小医院、小诊所的信任，因为方便就医，同时也减少了一些医疗花费。

2.1 强大自己的归零思考

医生和老板的结果定位是不同的。对于医生来说，精进技术，提高业务水平，抓好诊所服务质量，是他们的本职工作，也是最擅长的。而开诊所要经历的身份转变则是从医生向老板转变。从筹备诊所的种种琐事，到宣传诊所、设备库存、经营诊所、商保医保等，这些都是需要考虑的。

老板是企业的领导者，是组织精神的代表，是带领并引导追随他的人朝某个方向前进的榜样。每天领导者都会面临各种挑战，无论是交流战略、帮助团队经历改变，还是面对妥协时候尽量保持最佳状态的本领，都是需要提前训练的。老板的行为、意识、判断、修养、交流的过程，都受老板结果定位的影响，明确结果才能修正过程，结果、过程都与老板的个人世界有关系。

每个老板心中公认的一点就是创业是一件很痛苦的事，并且会让创业者不得安宁。越是伟大的创业想法越是会带来挥之不去的痛苦，让创业者彻夜难眠。只有在创业思路逐渐明朗成型后，痛苦可能才会稍微减轻一点。但是，创业者所要承受的困扰，付出的汗水甚至流下的泪水却不会就此结束。然而，这是一种什么精神在支撑？我是谁？我开店是为了什么？一家口腔门诊的价值所在？如图 2-1 所示，我们来共同梳理一下。

1. 开设诊所的过程：痛苦的来源，要拨云见日

现实中虽有一些勇于创新的医生选择离开医院，创办诊所。但是，更多的医生纵有一颗想要折腾的心，却仍留在原有单位兢兢业业、一如既往，也无可厚非。

那么，对于在职医生开口腔门诊，究竟是什么阻挡了他们前进的步伐？为什么在医生们可以选择自由执业的时候，他们却退却了，未能逐梦前行呢？其实开诊所就像打怪升级，每一关都有各种困难等着你，如图 2-2 所示。

从宏观经济学的角度看	从卫生经济学角度看	从牙科诊所创业者的利益看
◎ 在医生和患者之间，第一块拼起来的图板就是诊所。其实，诊所这块拼图仅仅是医疗新业态的起点，诊所之后是更加纵深的医技、模式、服务、教育等专业服务机构的落地、分散、联网服务 当年被各个医院高墙大院切割的专业医疗服务中心有希望在独立医生和独立诊所的带领下形成独立产业	◎ 虽然说现在的一些互联网医疗项目能够提供医疗咨询服务，但是不能提供有效的医疗诊断服务，更不用提后续的治疗和康复了 大批量高效运行、布局合理、服务可靠的牙医诊所，是保证居民低经济成本、高生活质量的卫生服务机制	◎ 过去，由于经济落后，人们对牙科医疗服务的需求比较低。如今，随着生活水平和健康意识的增强，人们对牙科医疗服务的需求越来越高，对口腔健康的关注度也越来越高 近年来，口腔医疗机构数量的井喷式增长，对各方面优秀医疗人员的需求量也在增加。此外，预计未来牙科家庭医生的发展前景也非常可观

图 2-1 口腔门诊价值的三个维度

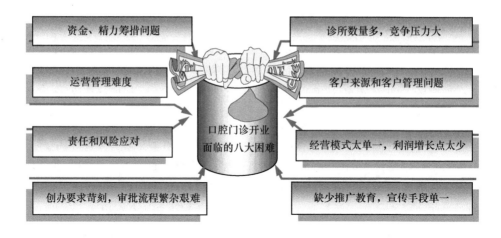

图 2-2 口腔门诊开业面临的八大困难

（1）资金、精力筹措问题

要成立一家私人诊所，不可能只有一名医生，检查建档、病例会诊、收费治疗、无菌消毒、预约回访、解决客诉、应对检查等任何一个环节都需要有人去做。另外，选址、租房、设备、管理、用人等每一项都需要有资金的投入。诊所不同于医院，如果想要诊所持续经营下去，除了有过硬的技术外，细致的服务、良好的品牌和细化的客户管理也是必不可少的，而后两者更不是一朝一夕就可以做到的，这期间资金、精力的投入也是刚性需求，必不可少。

（2）运营管理难度

说起运营管理，往往是说着容易，做着难。医生毕竟是靠技能和医术吃饭的，他们有丰富的临床经验，会治病，懂救人，而对于运营管理与市场运作可能就未必擅长。一家诊所的日常运营和管理、市场经营模式的选择等这些管理技能也并非短时间就可以全部掌握、灵活运用，而诊所从营业之日起就势必要面对来自市场大环境的挑战和压力。

（3）责任和风险应对

不少医生质疑，在公立医院，如果出现了医疗事故，责任往往是整个科室甚至全院一同承担，而私人诊所毕竟不像医院，一旦不幸遇到医疗问题，我们的医生（现在的诊所管理者）是否有足够的能力来应对突如其来的风险呢？另外，诊所不同于公立医院，软件设施能否跟得上，是否可以支持医保报销、商业保险等，都是诊所经营者不得不去面对的问题。

（4）创办要求苛刻，审批流程繁杂艰难

诊所租的面积是否达标，设备是否齐全，医护注册是否在有效期，是否有卫生资质、放射资质，大、小环评资质等，总有一个坑等着你来跳。

（5）诊所数量多，竞争压力大

诊所数量越来越多，竞争白炽化，解决不了口腔刚需低频，很难留住老顾客，需要不断拓展新市场。而新诊所的公信力又不强，凝聚力不足，品牌知名度不高，等等。

（6）客户来源和客户管理问题

互联网的冲击，新客户的认知透明度越来越高，体验舒适度也不断增强，无论从品牌上还是技术上都产生了不信任感，进门的成本飙升，以及消费的不对等，给新诊所的技术与服务都带来挑战。同时，老客户的黏性管理从方式上同样具有挑战，每一个就诊者的服务都可以看作是一次服务升级。

（7）经营模式太单一，利润增长点太少

坐等顾客上门太被动，口腔中的项目、服务找不到新的利润来源，坐诊收费模式已经过时，必须设计更多新的盈利模式才能支撑门诊持续盈利。

（8）缺少推广教育，没有宣传手段

没有好的宣传手段，又没有核心技术和拳头产品，很难打开好的经营局面。小诊所缺少系统的宣传和推广，更难以吸引客流。

2. 结果：动力的源泉

对于想开设诊所的医生而言，真正能够支持他们走得最远的一定是那个"初心"。只有不忘记自己最初为什么而出发，才能最终完成自己的梦想，才能在创业的路上，走出一条更广阔更长远的路。从一个医生的角色晋级为诊所的老板，一步一个脚印，需要始终坚持医疗初心的创业者来引领。

在现在这个充满不确定因素的环境里，医生开诊所必须要有企业家精神，才能有冲劲、智慧和耐心把这个事情做好。我们认为：企业家精神，绝不仅仅是为了赚钱，毕竟赚钱的渠道有很多，并非一定要去折腾办企业。对当下的医生来说，创业动力更多应该是一种职业理想的实现——希望职业生涯过得更好，希望按自己的思路去实践行医理想，这不单单是财务自由的诉求，而是执业方式有没有更新、转换和提升，这恰恰是需要企业家精神和能力的。

对比一下，体制内工作不需要算账、不需要考虑过多的风险和收益，但经营诊所就不同了，需要考虑目标、成本、收益、利润率，还要承担各种风险。特别提醒一下：如果医生开诊所目的单纯是为了赚更多的钱，要三思而行。事实上，比起体制外行医，在公立医院赚钱舒服、轻松得多。

做企业家是需要综合能力的。坦白说，并不是所有的医生都适合开诊所，需要医生综合能力，还要在经营诊所过程中不断学习新东西，对于一个两耳不闻窗外事只想把病看好的医生来说，这是超出他能力范围的。这不是说医生不可能把这个事情做好，而是说调整起来很痛苦。我们举个最简单的例子，国内很多医生至今依然认为"医疗不是服务业"，按照这种价值观出来开诊所，一定会面临很多问题。走进市场的医生，其权责利是统一的。如果将体制内的行医逻辑套用在市场化的环境中，那就是刻舟求剑。医生一定要有市场化的意识，才有可能开好诊所。

3. 树立正确的价值观，坚定个人信念

有思想、价值观的创业，是方向清晰的创业。这样的创业不会因为创业的路长而感到焦虑。现在有一种思想是创业必须在两年之内初步成功。这个出发点是好的，可真正的实现率有几成呢？急功近利必然导致价值观的趋利性与战略的变型，而怎样做才是正确的呢？

有一句名言是这样说的，"如果你要得到你想要的某样东西，最可靠的方法是让你自己配得上它。"所以如何去建立一个口碑好又盈利的诊所呢？答案是拥有口碑好又盈利的诊所创始人的能力与特质，然后自然去做就好。

其实每一位创始人背后都是一些难以承受经历的叠加，成功的大小似乎与克服困难的大小有某种正相关关系。也就是说，如果你在某条正确的道路上克服的困难越多，你的管理或技术上的"护城河"就坚固，因为其他人也会经历同样的困难，他们需要花更多的时间与精力来赶上你。不论是积极乐观地相信自己将来的美好，还是消极负面地对前途暗淡的感叹，都是创业路上必不能少的经历。

4. 阶段性归零思考

对于创业者来说，创业这件事本身就是个自我归零、重新成长的过程。之前的经验很多都不管用了，可能需要适应一个全新的环境，进入一种从来没有经历过的状态。最可怕的是，这种状态并没有终点，它是一种持续演变的状态，需要你不断通过自我进化来适应。而这种自我进化，就像成长期阵痛一样，必然是痛苦的。

1984 年，苹果发布了革命性的新型家用电脑，这台电脑拥有鼠标和首次用于民用的图形用户界面系统，可谓一款颠覆性产品。然而，这款电脑却因为价格昂贵而遭遇了销售滑铁卢，可乔布斯却依然坚持要求董事会将公司的资源导向这款新产品而不是之前销售量出众的老产品 Apple II。这场意见分歧引发了乔布斯和当年苹果董事会长达一年的强烈冲突。很长一段时间，乔布斯选择捍卫自己的观点我行我素，这也最终导致当时苹果公司的 CEO 约翰·斯考利（JohnSculley）不得不将乔布斯从苹果董事会开除。乔布斯在离开苹果后创办了 NeXT，一家专门开发用于教育、科学和金融行业的高端电脑的公司。

时间快进到 13 年后的 1997 年，苹果公司的地位已经岌岌可危：产品线乱七八糟，公司财务深陷亏损的泥潭。微软在当年推出了一炮而红的 Windows 95 操作系统，这更给本身就在操作系统上处于弱势的苹果一记重创。当时苹果公司的 CEO 吉尔·阿梅里奥（Gil Amelio）宣称要开发出一款出色的操作系统但却一直没有成功。与此同时，NeXT 基于 Unix 的操作系统却刚好填补了苹果的空缺。最终，苹果公司以 4.27 亿美金的价格收购了 NeXT，乔布斯也借此机会以顾问的身份重归苹果，后来也才有了苹果公司一系列的产品神话。

在那次著名的斯坦福大学毕业演讲上，乔布斯回忆起当时被苹果董事会开除的经历仍然百感交集。相信当年他从自己辛苦创立的公司被开除时，内心一定是万念俱灰的。然而如果乔布斯没有经历这次"成长期阵痛",也不会转而创立 NeXT,最后也不会获得回归苹果的机会。

有句话说得好:上帝为你关上了一扇门,一定也会为你打开一扇窗。没有成长期阵痛,哪来成长之后的成熟呢?

对于创业者来说,很多时候我们自己的成长速度和我们公司的成长速度会远远超过我们的承受能力,我们甚至会处于一直不停被外界逼着成长、逼着蜕变的状态,这种感觉实在痛苦极了。这些经历所带来的孤独、焦虑、暴躁、失落、恐惧、患得患失和诚惶诚恐慢慢变成了家常便饭。

然而回首复盘,可以深刻地观察到自己的蜕变,感受自己的理性、圆滑、宠辱不惊。创业过程中会收获无与伦比的成长经历和同龄人没有的成熟。可以说过程是痛并快乐着的,每一个项目、每一次尝试,都收获了属于自己的满足。

2.2 我学习我教练我复盘

很多企业着重管理能力，不太重视领导能力，认为太虚不实在。其实，这两者都不可偏颇。比如，面对团队中的员工激励，管理者更多使用业绩考评机制，领导者更多用教练带领与复制机制。

在牙科诊所的开设与运营过程中，领导力对于创造价值，实现竞争优势非常关键。一个领导者应具备怎样的领袖特质与领导力，才能更好地带领团队，是值得每个创业的医生思考的问题。其中，教练型领导就是在组织中有复制自己能力和引发下属潜能的领导者，他们把自己的管理和领导才能传授给自己的下属，同时把下属本来就有的潜能引发到更高水准，从而产生更好的团队和企业绩效，这是最佳的领导类型。

没有领导力的管理可能为公司带来的是死气沉沉的官僚主义，下属们的创造力与活力被硬邦邦的公司制度相当程度地扼杀。而教练型领导者则可以用合理的授权和充分的信任，让下属们也变成一个个独立而又有系统观点的自我赋能者，快速反应，系统运作，各自运用自己的才华撑起一片天地，为公司排忧解难。

所以，如果教练型领导能让自己的下属在某些方面强于自己，这是完全正常的，而且值得大力推广。强将手下无弱兵，只有领导强，团队奋勇争先更强，团队才能从一个成功走向另一个成功，企业才能得以延续和复制壮大。

所以，贯彻教练型领导力的公司，可以用更少的管理者和精英的领导者，取得更好的业绩和发展。

在你成为领导者之前，成功只同自己的成长有关。在你成为领导者之后，成功都同别人的成长相关。企业教练与传统管理者的区别如表2-1所示。

表 2-1　企业教练与传统管理者的区别

企业教练	传统管理者
听的时间多，指示多	讲话时间多
预防多，控制少	提问多，补救多，控制多
发掘多，距离管理	承诺多，假设多
要求有成果的员工	关系密切，要求解释
基于承诺去做	基于命令去做
发掘可能性（激发潜能）	讲求规范性

1. 成为一名优秀的教练型领导

领导力不是老板和高管所独有的，它应该在企业中广泛引发。只有一个英雄的王国难以持续，人人复制成功的团队一定最终胜出。诊所要想长期有效达成企业使命、愿景和目标，就要能把自己的内部资源最优配置，并善于利用企业环境中的机会，复制成长。

诊所内部资源可以分成硬件和软件两类。硬件主要是资金和资产；软件主要是医生、护士，具体包括领导、员工、企业文化以及品牌、软实力等。我们知道，硬件可以很快速地升级，而人的升级、团队的打造就不是一晚上可以完成的了。

团队恰恰是决定门诊管理能否取得成效的最大短板。一方面，再能干的领导和业务骨干一天也只有 24 小时；另一方面，按照管理学定律，一个人想要产出最佳效果，直接管辖的下属不应超过 12 人，最好是 6 人。而没有领导或员工可以是全知全能者，如何快速复制团队技能成为制约口腔医疗连锁机构组织快速发展的瓶颈。

2. 领导的四种类型划分

其实，企业缺的不是人才，更缺的是合适的领导力，尤其是教练式领导力。以下是公司领导的四种类型，值得每个想创立自己诊所的医生思考，如何选择自己的领导类型。四种类型领导的特点和范围如图 2-3 所示。

3. 四种类型领导的特色

四种类型领导的特色如图 2-4 所示。

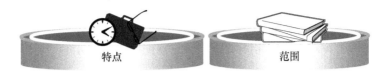

特点	范围

指挥命令型
◎ 就是那种身居幕后，经常喊着"给我冲啊"，他们甚至不在前线，信息闭塞，总希望完美地执行
◎ 在国企非常常见，因为科层制的体系，依靠政令来衔接团队和任务流程，"排资论辈"现象非常严重

英雄型
◎ 这种领导总喜欢和下属比较，他一般比员工更努力，更也希望员工和他一样，这种领导有冲锋精神。个人英雄主义的领导关注自己，却忘记了团队的成长
◎ 这在中小企业非常常见，树立榜样固然没错，但团队成长是有规律和体系的，人人都仰慕马云，但不一定每个人都会成为马云

教师型
◎ 遇事给答案，师傅带徒弟，徒弟不会，便教会他！这种是被动型的管理者，员工的成长有赖于员工的主动性，员工如果主动性不强，则几乎自暴自弃
◎ 这种现象在学校、医院等公共组织中很常见，就像学校的学生，能否学习好关键靠自己，任何学生问老师，老师都会答！企业是盈利性组织，不能听天由命，不能守株待兔，等着他们问管理者

教练型
◎ 遇事不给答案，只提供支持、启发或提问，旁敲侧击让员工思考，由当事人自己发现问题，找到答案
◎ 早在20世纪80年代初期，教练方法开始对企业产生重大影响。教练式领导基于行为科学，运用教练技能，促成员工的发展，包括态度、思维和行为的改变，工作相关知识、技能的习得

图 2-3 四大领导类型的特点和范围

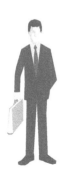

指挥命令型	效率太低，行动迟缓，难以适应互联网时代
英雄型	未来的成功要靠团队，不是靠一两个英雄，英雄可遇不可求
教师型	这种被动型、消极型的管理方式，只会败坏公司气氛
教练型	培养员工思考能力，更好地发挥成员积极性

图 2-4 四大领导类型的特色

4. 教练型领导扮演的八大角色

第一，将领，能够以身作则、率先垂范，用示范作用激励团队成员，达成团队目标。

第二，中间人，即组织内部沟通的桥梁。

第三，稽查员，能够及时发现团队成员在工作中遇到的问题，并给予辅导和激励。

第四，榜样，能够起到解决问题的示范作用。

第五，导师，懂得教育和引导部属。

第六，教练，懂得训练部属。

第七，心理学家，懂得了解员工的心态、情绪状态及困惑。

第八，朋友，与部属之间是很好的工作伙伴，能够平等地交流和学习。

鼓励团队中的教练型领导不断参加各种管理和教练的学习与实践，不断提升管理能力和领导力水平。他们拥有梦想，真诚爱才，乐观赋能。团队在他们带领下就一定能树立自信心，自我成长。对于诊所而言，这是实现持续平稳盈利的商业模式的核心。

5. 复盘技术之我见

大多数人在做完一件事情之后，多少都会有些总结，论语里的"吾日三省吾身"也很早就有这样的倡导。"复盘"，是联想集团的领袖柳传志所推崇的管理方法。

复盘是以执行人为主、自发性的工作，同时复盘本身就类似于一个活动，所以大家的态度变得更加端正，能钻到工作环节里，动脑思考分析工作的方方面面，使大家变得更加积极，让大家感觉工作也更有趣味。

复盘演练是团体性的工作，不是一个人闷着头思考，所以总结得会更加全面、更加深刻，大家在你一言我一语讨论的过程中，传承了经验、提升了能力，使以后的工作更加出色，而且不会再犯类似错误，否则自己无法面对团队成员。

通过复盘总结出来的内容，要记录下来，并形成课件，这个意义就更大，可以作为后期的培训资料，总结规律，固化流程，服务新的部门和新的同事。进一步提高了管理的效率。

（1）复盘操作过程中要注意四大事项

① 小事要及时复盘，行动结束后就立即复盘，并制定改进方案。复盘不能拖，也不要放到第二天，这样的话大家当时的兴奋状态和情景就会弱化。

比如，我们每个月都有月度大会，这个工作是由综合部去对接，虽然也是经常组织，但也经常有小瑕疵，比如时间控制、音乐播放、有时候忘记拍照等，一般结束后，立即要求部门带头人花 10 分钟复盘，并做好记录。

② 大的事项，要及时阶段性复盘，对目标策略及时调整，不要一下子做完了，又觉得不合适推倒重来，之前的部门经理犯过类似的错误。应该做一段，反过头来总结一下，以保证整个方向的正确性。

③ 事后总复盘，总结经验教训和规律。

④ 广泛性地开展复盘，包括纵向横向的复盘，多部门、多周期的复盘。

联想倡导的复盘不是简单的工作总结，是过程的情景再现；不是流于形式走过场，而是挖掘问题找原因；不是推卸责任证明自己对，而是重在实事求是，求诚求实；不是追究责任，开批判会，而是学习的过程和提升能力；不是简单下结论，刻舟求剑，而是找到事物的规律和本源。

（2）复盘的步骤和人员要求

复盘的步骤和人员要求如图 2-5 所示。

① 回顾目标，回想当初的目的和期望的结果。

② 评估结果，对照原来的目标，看完成情况如何。

③ 分析原因，仔细查找事情成功或失败的关键原因。

④ 总结经验，深刻分析得与失的体会，是否有规律性的东西值得思考。

复盘的心态：开放心态、坦诚表达、实事求是、反思自我、集思广益。

人员的要求：领导以身作则，积极推动，使复盘工作具有可持续。

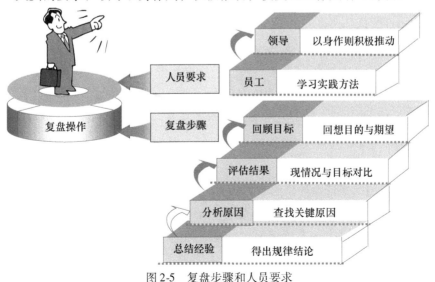

图 2-5　复盘步骤和人员要求

其中，管理者承上启下，先学会工具和方法，带领团队实践和应用。

同时，员工学会工具和方法，在实践中运用，并形成习惯。

☞ 落地工具：计划分析工作表

问题解决是口腔门诊质量管理中永远绕不开的话题，特别是紧急问题的处理，在现实工作实践中往往成为问题解决最核心、最困难的环节。

计划分析工作表，用于找出在计划的实施过程中可能出现的差错。如果出了差错需要采取何种应急措施，反复使用该表后可以总结出如何预防类似问题的发生。这个表格工具与应急类表格工具的目的是相同的，如表 2-2 所示。

表 2-2　模拟门诊中活动计划分析工作表

计划目标：								
行动计划		潜在问题和机会			可能原因	预防性/促进性措施	应急性/利用性措施	预警
行动步骤/关键环节	起止时间	综合描述	问题	机会				
负责人：								

口腔门诊管理对时效性要求较高，因此，口腔门诊经营者，不仅需要及时掌握当前的动态，特别是在一些问题、事件发生后，除了解决相关具体问题，更需要了解今后的趋向，从而使决策有更为充分的依据。

表 2-2 仅提供了一个基本示例，目的是作为一种参考性工具进行应用。当一些问题发生后，就要求诊所的具体执行人员对事件的来龙去脉交代清楚，收集突发事件信息并进行及时有效的应对分析，避免关键事项的遗漏；同时，门诊主管、门诊主任、护士长要具有超前的思维能力，分析并研判出突发事件、信息真实程度和可能发展的趋势，即要预警，要见微知著、见因知果，尽早向老板提供可能出现的新情况、新问题的全面信息，使口腔门诊经营者掌握决策的主动权。

2.3 诊所不是一个人玩转的

很多诊所老板都很困惑：团队中的每个人都兴致很高，但却总是业绩平平。到底哪里出现了问题？一个口腔门诊的团队成员之间如何进行有效的协作，做到优势互补，提高团队战斗力呢？

1. 人员分工有学问

首先，老板要清楚了解每个人的优势和短板，进行合理的人岗匹配。参照自身的优势和短板，寻找合适的搭档进行优势互补，提高工作效率。每个团队中都有形形色色的人存在，团队中的每个人都扮演着不同的角色，只有清楚每个人的优势与短板，进行合理的人岗匹配，优势互补，提升团队战斗力，才能达到最佳效果。

企业成功最主要的一个因素就是团队。而团队的成功又取决于协作的成功，真正高效的团队协作，一定是基于个人利益的团队共赢。没有完美的个人，但是团队可以做到完美。

如果你的诊所团队中出现了问题，应该思考以下四个问题：

（1）是否遵循了人岗匹配的原则？

（2）医生护士是否清楚地了解自己的优势和短板？

（3）整个团队的搭配是否真的合理？

（4）正所谓没有完美的个人，但这些人组成的团队却可以做到完美，是否认同？

2. 正视团队的现实问题

我们必须清楚：当前正在发生什么，未来会如何发展；你的人是否都已达到了你最基本的要求，还有哪些困难没有得到解决；当前的瓶颈是什么，有没有被忽视的隐患和潜藏在表面繁荣背后的风险？当一名管理者看不清眼前的现实，总是忽略正在发生的事情、遗漏微小但逐渐扩大的蚁洞，就不可能做到防患于未然，更谈不上从根上解决问题。很难想象这样的人可以将一群人带上互利与共赢的良性之路。

3. 清楚地了解团队成员的不同想法

你拥有一千名哈姆雷特，对他们你很难做到知根知底，虽然他们在门诊接诊的时候都表现得很配合。没几个人的想法是完全相同的，尤其是在你（老板）面前。下属会向老板表现出最忠诚的和千篇一律的保证，事实一定是这样的：每个老板都能在下属那里听到毫无异议的遵守命令的回应，可经常是阳奉阴违，回答的声音虽然坚定，但执行起来的效果却不可预测。

老板要知道他们在想什么，而且可以精准地为他们制定有效的管理方案，这是构成团队凝聚力的基础。你会因此获得他们的尊重，并且收获他们最真诚的付出。

4. 明白自己作为管理者想要什么

我们应该随时问问自己："我作为一个老板，作为一名门诊主管，或者一个门诊主任，想要的到底是什么？"这个问题不仅对管理者非常重要，对下属同样非常重要。一支团队需要一个基于共同文化和信念的目标，领导者同样需要制定一个与团队利益相符的管理目标。身处一个团队，每个人都应确信自己的企盼是合理的，并能够坚实地迈出步伐，通过合作的手段实现目标。

5. 永远不要强扭一根歪长的瓜秧

我们不可能强制一个人绝对服从团队的所有要求，假如未服从、执行不到位是他自己的责任，他应该承担后果，甚至从你身边消失；但如果是管理者自己的责任，强扭瓜秧的后果是严重的。好的员工不可能通过强制培养和疲惫的思维轰炸被训练出来，他需要和团队协调一致，共同奋斗。

对此，一个最有说服力的总结就是，对于员工，我们要用合理的前途与回报进行循序渐进的引导，而不是随便画一个大饼，做一份计划，就强制他们去实施。这是建设和管理一支优秀团队的普遍性原则。

2.4 / 医生护士洽谈齐上阵

常言道，个人干不过团队，团队干不过系统，系统干不过平台！任何强大的个人，都不可能脱离平台而存在。对于一个牙科诊所优秀员工的塑造来说，必须塑造其平台思维，使其充分了解诊所的环境、核心产品以及业务流程，才能使得员工更好地为诊所服务，如表2-3所示。

表2-3　塑造牙科诊所优秀员工的三大维度

让员工了解平台的外部环境	行业	要清楚公司所在平台在行业里的地位
	客户结构	要清楚整个行业的客户结构与客户类型
	客户口碑	了解客户对你平台的口碑
让员工了解公司的内部环境	了解公司的商业模式	了解公司的核心产品项目，以及提供的基本医疗服务
	了解公司的关键业务流程	理解公司的核心利益，知道公司盈利模式，为平台发力
让员工了解公司的运营模式	了解公司的运营模式和组织架构	
	让自己的员工了解诊所只是整个营销策略的第一步，如何才能获得新用户，谈成新项目，维持诊所的基本收入，则是后续工作	

贴贴海报、大街上发发传单、登登报纸、没事走进社区去免费义诊，这都是几年前的获客方式了，你还在用这些套路去搞营销吗？这些对于一部分中老年人或许在一定阶段是有效的，但是随着口腔医疗行业的发展和国人生活水平的提高，明确地告诉你，你OUT了。

试问开店的老板们，经营牙科诊所什么最重要？当然是客户啊！那怎么样才能拥有客户呢？当前，牙科诊所之间的竞争本质上是患者的争夺，在当前的基层诊所中，仅仅靠低价战略已不是长久之计。想要诊所长期、稳定地发展，有所建树，必须转型。

　　很多战斗在一线的医疗卫生工作者们，只管低头拉车，从不抬头看路，辛辛苦苦几十年，风里来雨里去，没有节假日，不过星期天。但是，他们却不懂经营管理，诊所里面事必躬亲，虽工作时间不分昼夜，但结果是把自己整得很累，把员工搞得崩溃，劳动付出多，价值少利益低。这时，你是否意识到自己面对的发展"瓶颈"到底在哪里呢？

　　（1）经营战略和经营思维格外重要

　　首先在战略上了解诊所自身、了解患者。能够对患者有更确切的定位。了解竞争对手，构建强大口腔品牌文化来占据市场。具言之，三个"懂得"、一个"取得"、一个"占领"，如图 2-6 所示。

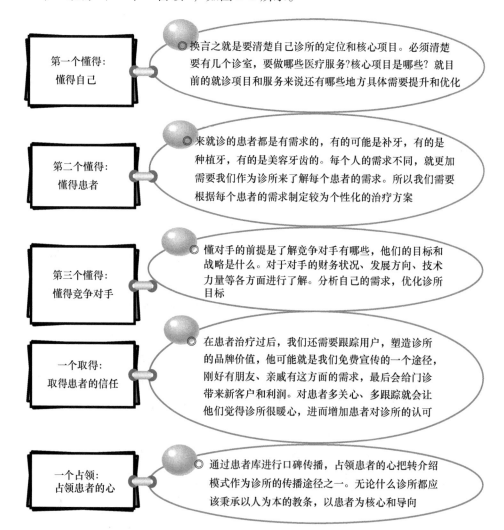

图 2-6　三个"懂得"、一个"取得"、一个"占领"模型

（2）价值决定收益。把客户按时间维度进行分类，可以分为：潜在客户、意向客户、上门客户和循环客户。

不同的客户需要的点并不一样，可以认为，你周围方圆 3~5 公里的人都是你的潜在客户，因为这些人不一定什么时候就会有口腔诊疗需求，对这样的潜在客户你需要重视，因为这就是你的客户库。对待这些用户要保持你的价值输出，比如口腔保健预防、常识百科、积分商城等，可以不定时推送一些小活动，给这些客户留下印象，当顾客有口腔问题需求的时候第一时间就会想到你，进而转化成意向客户。

对于意向客户及上门客户，他们的需求点是什么呢？客观地讲有很多，比如你的诊所环境、服务水平、医术体现、项目价格、诊疗费的支付方式等。其实，这些需求点有不少在潜在用户培养期就已经解决了，这时候他们转化为用户的成功率是很高的。

循环客户那就是跟你已经产生交易之后的客户形态了，他们完成了客户向用户的转变，这些用户往往看重的价值是诊所的售后能力、服务情况等，这也是诊所立于不败之地的根基。循环客户是产生二次消费及转介绍的原动力，也是实现门诊持续盈利的基石。

2.5
让患者喜欢你的诊所

很多基层医生技术全面，但无特色，同行之间都在同一水平线，彼此之间缺乏突出的竞争优势，处于你有、我有、大家有的困境。面临同行竞争，缺乏专科治疗特色，对特殊病症患者和疑难病例无法接诊治疗。因此，我们需要将自己的专业特长发挥出来，树立一个技术特色，每次患者或患者的朋友有牙齿问题，立马就想到贵诊所"在×××方面十分专业、靠谱"的形象，逐渐突出专长特色，有此做保障，就不愁源源不断的新患者，也一定会拥有越来越多的粉丝。

其实对牙科患者来说，主要顾虑有三个方面：

（1）这个价格合理吗？是不是被宰了啊？

（2）这位牙医真的专业、靠谱吗？

（3）医治效果真的有那么好吗？

可以说，害怕上当受骗的这种心理若不能解除，将会给成交带来很大的阻力。牙医一定要善于巧妙地化解患者的顾虑，使客户放心签单，并在就医后喜欢和信任你的诊所。

1. 注意外在形象小细节

要知道，个人的外在形象是赢得客户信任感的最直接有效的手段，它能够带给我们意想不到的效果。所以牙医在与患者见面时要注重个人的衣着打扮，树立良好的外在形象，比如发型、衣着要保持干净清爽，言谈举止得体，提问专业，给患者可以信赖的印象。

2. 秀专业、秀能力增加客户信任度

为了让患者信任自己，最有效的办法就是让患者觉得你很专业规范。因此，学会秀专业、秀能力尤为重要。与患者的照片墙、患者接受治疗的视频、患者的评价语、进修的证书等，都可以增加客户的信任度。同时，牙医要不断加强自身的学习，了解更多口腔前沿的新技术，对技术了解得越深，对行业理解得越透彻，我们的说服力也就越强，患者才能放心地接受我们的治疗！

3. 坦诚告知客户产品可能存在的风险

部分牙医有时候担心把治疗方案介绍得太详细会影响成交，所以在风险部分总是讳莫如深。然而，任何治疗都有一定的风险，所以，我们一定要跟患者说明这些风险，同时保证，我们的医生有丰富的经验可以避免出现这些风险，这样做让患者切实感受到："原来你也在关心我的安全，而不是只想着我的钱。"坦诚告知患者可能存在的治疗风险，只要技巧得当，就能把风险转变为关心患者，这才是真正高明的成交方式。

4. 贴心照顾客户的经济能力

给予客户一定的经济安全感，学会帮客户做规划，避免客户对可能造成的损失担忧，使客户和门诊实现双赢。比如，客户经济条件不允许但又想做质量更好的，这是你可以推荐一下一些分期支付项目，如医分期、美分期等。对客户来说，用分期代替全额支付，而且是免手续费、免利息，十分钟就可以审核完毕，为他解决了就医难题。

5. 利用从众心理

牙医一定要汇总尽量多的治疗成功的经典病例，可以给患者过目，也可以留存一些之前患者反馈的信息截图，然后利用这些工具，向患者举例说明，×××患者也在我们这里治疗的（名人效应效果更好）！让患者前后对比，并讲解牙医与患者之间的术后的沟通，利用患者的从众心理，消除患者顾虑。

市场的风向不断在变，为了迎合市场，牙科诊所未来想要生存下去，模式转型势在必行，如何以最低的风险、最低的成本、最快捷的方式完成诊所转型成为下一步发展的重中之重。

2.6 | 盈利三大关键 "滚雪球"

中国个体诊所数量虽多，但普遍质量不高，呈现"小、乱、差"的局面。不远的将来，单点独立运行的个体诊所生存将会变得越加困难，只有实现诊所的规模化、规范化、连锁化、品牌化经营模式，才能求得生机。其实，口腔门诊在生活中所扮演的角色并不仅仅是医牙病，而是解人之急，成为人们生活当中必不可少的一部分。

而如今，口腔门诊遍地开花，技术水平、服务质量等良莠不齐，随之而来的竞争也愈演愈烈，很多口腔门诊甚至难以度日。在这之中，首当其冲受到冲击的便是处于中下游的口腔门诊，而上游的大型连锁口腔门诊与最末端的乡镇级口腔门诊则暂时相安无事。

中下游口腔门诊相较上游连锁口腔门诊，则实力较弱，技术与人才管理方面也有较大差距，另外，硬件实力与医疗环境、服务治疗等都有较大区别。相较最下游的乡镇级口腔门诊，则缺少地气，由于周围环境更加开放，竞争力更大，不如乡镇级口腔门诊环境封闭。所以，处于中下游的口腔门诊，如果按部就班、一成不变下去的话，结果只能是歇业关门。

1. 盈利与不盈利找原因

成功的原因总是惊人的相似，失败的原因却各有各的不同。对大量的盈利和不盈利的牙科诊所进行了对比后，我们发现不能获得持续盈利的牙科诊所不外乎五大原因。

（1）诊所的员工不知道自己该干什么。有的诊所没有明确的规划，没有好的营销方案，有的甚至连年度工作计划都没有，从而导致员工不知道诊所明确的指令是什么；有的诊所有营销方案，但是不适合市场需求，员工只好自行修改；还有一些诊所政策经常变动，再加上信息沟通不畅，使员工很茫然，只好靠惯性和自己的理解去做事。

（2）做工作没有一个明确的规范。医疗行业流行招聘非医疗专业的大学生做营销，虽然正式上岗前都要求把门诊项目知识烂熟于胸，都要求经过 1 ~ 2 周的销售技巧培训，但工作仍然没有明确的规范，医生更没有明确的操作规范。

（3）做工作不够顺畅。打一个比方：诊所近期要做一个营销活动，需要 4 万元的经费，流程上门诊主管批完之后还要经过老板的审批，但是老板出差耽误了将近半个月的时间，而财务没有老板的亲自签字，也不知道这个钱该不该花，最后终于批下来了。在这个过程中，申请者要不断地解释为什么花这笔钱，或者是花了但效果不好又要编造一堆理由，热情被消耗，慢慢地就变得不主动做事了。

（4）缺乏有效地员工激励制度。古代，在攻打城池的时候，将军一般会跟士兵下一道命令，在规定的时间内攻破城池可以随意抢掠。这是很鼓舞士气的，一天都会破城。所以，对员工的激励，是必不可少的。但是，在制定激励政策时却往往容易犯一个错误，就是把政策制定得太过复杂，使员工很难算出来下个月自己花多少精力达到什么结果就能拿多少奖金。这样就使激励政策的作用大打折扣。

（5）没有惩罚制度。若是将军只是命令在规定的时间内攻破城池之后，士兵可以随意抢掠，没有规定当逃兵应斩，那么肯定会有一些士兵会趁机逃跑的，从而动摇军心。处分不够重或没有处分的也比较常见，有的是亲缘、血缘、朋友关系，能放一马就放一马；有的是自己的人，当然不能处分。比如，有的虽然是民营口腔但是保留着国有风格，你好我好大家好。当罚而不罚严重破坏了游戏规则，"典范的力量是无量的，坏典范的损害也是无量的"。

2. 财务评估测试

可以理解，在任何牙科诊所，都会有一段时期收入下降，但是，如果每个月的收支单都让你感觉自己像典型的难聚财的笨蛋，那么，掌握关键的财务原则，就能让你控制好金钱。

在这里，不妨花费几分钟时间完成一个简单的十项财务评估。

（1）你赚到你应该/可能赚的钱了吗？

（2）你是否因为没有为退休后攒下足够的钱而担心呢？

（3）你是否希望等到诊所收入增加后才开始为退休金做储蓄？

（4）当财务紧张时，你是否经常不支付养老基金？

（5）你是否有足够的收入为你自己和诊所的职员支付继续教育的费用？

（6）你是否因为担心花钱而在购买能够提高诊所水平为患者更好服务的设备时犹豫不决？

（7）你是否因为需要花费的钱太多而推迟对诊所外观的改进？

（8）你是否能够有效地向现有患者和预期的患者推销你的诊所和服务？

（9）你是否担心不能给职员加薪/发奖金？

（10）你是否感觉自己的工作强度已经到达极限了？

回答上述问题后，你会有一个大概的概念，你的财务状况对你实现职业目标产生了怎样程度的影响，你的财务状况对于诊所不断提高为病人服务水平的能力有怎样的影响。

3. 减少欠款与打折，指点钱途

稳固的财务规定、保持一致的收费与减少客户欠款和打折是一致的。但是，减少客户欠款和打折是需要花费时间和努力的，尤其是熟悉的客户、大项目患者、时间周期长的客户，这也是一项很多牙医不愿意面对的任务。如果你没有收到的费用达到了50万元甚至更多，而这部分账款在吞食你的账本底线，但你还没有意识到。其实，这些现金流你本来可以用于培训医生和职员、购买新的设备和技术、用作养老费，可以用来加薪或者发奖金。所以，对欠款与打折认识无知的代价是昂贵的。来吧，确定数目，面对现实，解决问题。

（1）以月为基础总结一个客户欠款与打折的报告，上面列出每一笔账单的收支差额，最后一次付账的日期。

（2）所有的账目超过90天未付清的就属于拖欠债务。这部分账目比例不应该超过总应收账款的20%。

（3）检查"当前"日志栏。这部分账目是在过去29天内没有收到的钱。诊所每个月收到的费用最少应该占全部应收费额的80%，因此，在"当前"日志栏中等待保险偿付的不应该超过20%。

（4）报告中要始终列出贷方余额，因为这部分钱需要加到总的应收账款中。

如果总的欠款与打折超过每个月支出的30%，你的财务状况就会亮起红灯，说明你在下面一个或者数个方面存在问题：

（1）支付系统。

（2）账单系统。

（3）财务规定。

（4）财务安排的表述。

（5）前台收费不能坚持要求患者及时付费，并及时与医生助手沟通。

☞ 延伸阅读：模式背后的博弈之道

1. 什么是博弈论

博弈论，又称对策论（Game Theory），既是现代数学的一个新分支，也是运筹学的一个重要学科。博弈论已经成为经济学的标准分析工具之一。在生物学、经济学、国际关系、计算机科学、政治学、军事战略和其他很多学科都有广泛的应用。

博弈论中的基本概念包括局中人、行动、信息、策略、收益、均衡和结果等。其中，局中人、策略和收益是最基本的要素。局中人、行动和结果被统称为博弈规则。

博弈论是二人在平等的对局中各自利用对方的策略变换自己的对抗策略，达到取胜的目的。博弈论思想古已有之，中国古代的《孙子兵法》不仅是一部军事著作，而且是最早的一部博弈论著作。博弈论最初主要研究象棋、桥牌、赌博中的胜负问题，考虑游戏中的个体的预测行为和实际行为，并研究它们的优化策略，后来主要研究公式化了的激励结构间的相互作用。

2. 博弈的不同类型

根据基准不同，博弈的类型划分也不同，一般认为，博弈主要可以分为合作博弈和非合作博弈，二者的区别就在于相互发生作用的当事人之间是否有一个具有约束力的协议：如果有，就是合作博弈；如果没有，就是非合作博弈。

按照参与人对其他参与人的了解程度不同，博弈可以分为完全信息博弈和不完全信息博弈。完全信息博弈是指在博弈过程中，每一位参与人对其他参与人的特征、策略空间及收益函数有准确的信息。不完全信息博弈是指如果参与人对其他参与人的特征、策略空间及收益函数信息了解得不够准确，或者不是对所有参与人的特征、策略空间及收益函数都有准确的信息，在这种情况下进行的博弈就是不完全信息博弈。

根据行为的时间序列性，博弈论可以分为静态博弈和动态博弈两类。静态博弈是指在博弈中，参与人同时选择或虽非同时选择但后行动者并不知道先行动者采取了什么具体行动；动态博弈是指在博弈中，参与人的行动有先后顺序，且后行动者能够观察到先行动者所选择的行动。通俗的理解："囚徒困境"就是同时决策的，属于静态博弈；而棋牌类游戏等决策或行动有先后次序的，属于动态博弈。

3. 博弈论在口腔门诊中的实际运用

（1）设备采购

在经济允许的范围内使用最好的器械，没有什么比这一点更能令你的患者感觉安全、保险、没有风险了，但是购买设备的过程就是在和经销商博弈。当成功采购到物美价廉的设备时，你会发现从效率、可靠性、工作量、工作乐趣、健康和患者满意度的角度来看，钱没有白花。

（2）员工留存

需要让患者感觉绝对放心，要选用好的材料，而且还要有好的大夫，若大夫技术不好返工重做，会浪费患者的金钱和时间，最糟糕的是导致患者重复承受痛苦。可见，留住优秀员工是多么重要，留住员工的过程也是在和员工博弈的过程。

（3）授权给职员

授权给职员，相信自己的判断力，相信职员能够出色地完成工作。授权就是放权，也是博弈的一部分，这样别人才能进步。没有一个人能够做好所有的事情，管理者不必事必躬亲。要作为一个团队来工作，同时也让患者了解和感受到这一点，比如，医护人员四手操作。

（4）客户留存

在这个竞争激烈的行业情况下，获取一个客户的成本有多少？获取一个客户我们可能会产生对外宣传费用、诊所包装费用，前台、咨询师的接待成本（时间和人员）、医生的接诊成本，先不算上客户可能产生的转介绍价值，我们只要仔细算一算，每流失一个客户，每一次的接诊失败要付出多少成本！在北京，目前的客户到诊成本已经超出2000元。

牙诊所不仅仅是一个诊所，更是一个平台，老板提供给核心人员的是武器与军队，再厉害的将军，失去了先进武器供给和良好的军队，也是巧妇难为无米之炊！在经营管理的过程中知悉并正确与之博弈，才能造就企业的辉煌。

第3章

入道："百思特"运营必须弄懂六大关系

百思特（BEST）运营哲学："穷则生变"，在这个飞速发展、机遇稍纵即逝的现代化社会，不知变通将寸步难行，举步维艰。很多牙医觉得技术好就好了，我有口碑有老顾客，完全不用愁。其实，互联网+时代早已替代"酒香不怕巷子深"的时代了。

老板："诊所环境优美，公司管理规范，口腔医疗产品和服务标准化，我们要打造口腔行业的优秀品牌。"

门诊管理者："顾客享受服务，选择正规化、产品优、服务好的诊所，给企业以压力。"

员工："我是谁？我要改变自己的态度，不能造成顾客流失，避免走的比留下的多，'死人'比活人多的现象。"

稽查："我们门诊要品牌化、有统一性；所有标识必须按公司规定悬挂和使用；我们不允许使用过期药品、保健品和辅助材料。"

任何牙科诊所经营最终的成败，都是由一系列完整的环节相互作用所导致的。那么，这世界上千千万万大大小小的牙科诊所背后成功或失败的秘密究竟是什么呢？有没有所谓最好的运营宝典、武功秘籍呢？

作为口腔门诊需要管理与技术并重的方略，而管理与技术就是人才的选用与培养。口腔门诊的老板们在诊所发展的过程中，不能只重技术而轻管理，只重视专业人才而藐视管理人才。众所周知，任何一家世界百强企业的公司老板，不一定是一名专业的操作手，但一定是一名专业的管理者。

一个优秀口腔门诊的成功运营，必须弄懂运营过程中六大关键要素的各自定位。

老板：明确角色定位，才可以管理好角色之间的关系。员工不好，顾客流失，项目没发展，业绩不稳定，都是老板本身的思想意识造成的，没有持续性的导向，就是没有结果的梦想。

员工：你是谁？进入角色方可改变角色，这是一切问题的源动力。同时，精进技术服务患者，提升个人业绩；改变自己的态度，不能造成较多顾客流失，避免走的比留下的多，"死人"比活人多的现象。

顾客：享受服务，选择正规化、产品优、服务好的诊所，给企业以压力。

店：本身没有通路，作为门诊拥有者的决策、医护人员的努力与患者的口碑赋值于门店。

项目：一个项目是否能够传播，取决于员工对项目的重视度，运用的熟练度，一系列活动和配套举措也是一个项目，是否能够发力，取决于执行的人，只有人执行到位，每个项目才能做到持续发力。

公司：环境优美，管理规范，产品和服务标准化，打造口腔行业的优秀品牌。

3.1 门诊与公司的关系

诊所市场营销的灵魂可以用两个字来阐述——"参"和"感"。其中，"参"即客户参与诊所业务经营，特别是要在互动中给予客户良好的体验；"感"即让客户深受感动，诊所提供的产品和服务打动人心，超出预期，比如，120 服务模式可以使客户感动。如果你还在不满和焦虑没有客源时，不妨依照这两个字找寻自身在管理上的弊端和不足并进行改进。

对内，公司是否建立了健全的人性化的制度？是否能够充分调动员工的工作积极性及责任心，树立全员营销理念？正如业内不少同行所说的那样：全员营销机制设计和管控得好，诊所生命至少延长 5 年以上。

对外，公司是否以患者为中心在经营诊所？是否能够以为患者创造最好价值为目标，解决客户的"痛点"？是否做好了"售后服务"？是否注重与患者沟通，善于听取患者的反馈意见？因为，这些正是公司引导诊所服务走向的重点所在。

通过以上梳理，诊所管理才能形成一个内外结合、相互反馈的循环系统，进而提高诊所的综合素质，使品牌进一步得到凸显。所以，我们一定要重视这其中的六大关系，如图 3-1 所示，梳通、理顺、抓好这其中环环相扣、藕断丝连的关系。

认识角色，管理角色，才能成就角色，一个门诊运营中的角色配比的六大步骤如图 3-2 所示。

门诊与公司是互利共生，不是相互制约。在谈论连锁门诊的时候，我们最应仔细思考的就是下列关系：门诊为你赚钱还是为公司品牌赚钱？门诊对你意味着什么？是公司的什么？

其实，这些问题可以从四个层面看待诊所的盈利及其商业价值：单店盈利及其价值；复制扩张带来的价值增值；衍生商机带来的价值释放（平台思维）以及公司稽查部的巡检。

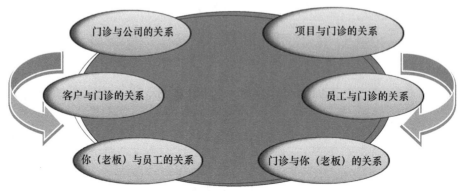

门诊与公司的关系　　　项目与门诊的关系

客户与门诊的关系　　　员工与门诊的关系

你（老板）与员工的关系　　门诊与你（老板）的关系

图 3-1　门诊运营中的六大关系

第1步
- 看店，盘账整个状况、利润配比；账（项目）；盘人，盘顾客
- 管理财务：做计划、预算，监督，在还可以亡羊补牢，把做错的事纠正过来。开诊所的出发点不仅仅是为了挣钱，更是为了给患者提供出色的服务和优质的产品

第2步
- 明确最主要的赚钱点；还有哪些项目；主项：怎么把主项目讲明白，出效果

第3步
- 建立和提炼主项价值的传播点
- 主项价值的话术；员工效果—怎么产生—怎样配合；教顾客的话语，顾客的传播话术；自我强化：我的服务和待遇让你……

第4步
- 调动员工的积极性
- 发现员工需求（如多赚钱、成长）

第5步
- 顾客属性，你对顾客好，要有责任；你怎样和他说?
- 重视沟通，沟通的好坏直接关系到患者对医生的印象。沟通还是避免医疗纠纷的最佳手段之一，良好的沟通带给患者良好的感觉，同时也会带来整个治疗流程的顺畅

第6步
- 氛围
- 把顾客进行分类——客群分工；切忌：先把员工梦想放大；切忌：门诊只是为了赚钱

图 3-2　门诊运营中角色配比的六大步骤

1. 单店盈利及其价值

所谓单店的诊所经营，是最简单也是最容易理解的。从财务角度去分析，即分别从收入、成本角度去分析就能够初步理解其逻辑。收入可以拆分为单

价和客流。

单价。单价取决于诊所的定位（高端还是中低端）、医生的技能、项目的多少、科室的布局、诊室的环境等诸多因素；客流方面主要影响因素包括地段（居民数量、消费水平、年龄结构、诊所相对位置）、推广力度、患者信任度等。

客流。品牌及患者信任度是保证诊所长期低成本获取客源的关键因素。而目前缺乏标准化的管理导致信任缺失是制约传统诊所和门诊部发展的重要因素。这主要体现在以下方面：（1）人才方面，医生技术水平、沟通方式良莠不齐；（2）收费方面，价格不明确；（3）技术管理方面，诊疗过程中操作缺乏统一规范、存在医疗风险。

这些因素导致传统诊所、门诊部失去患者信任、客量流失。而成本端主要体现为人员成本、租金成本、推广成本和材料、加工成本，高效率运营带来的成本控制能力至关重要。单店经营的诊所在经济特征上往往体现为稳定弱增长，现金流较好且可预测，但很难获得持续高速的增长。这也是传统单店诊所从风险投资角度来看并非一个很好的投资对象的主要原因。但单店的经营如果能够做到持续盈利及服务运营的标准化，就可为后续的复制扩张奠定基础。

2. 复制扩张带来的价值增值

连锁诊所的复制扩张主要在两个方面增加了诊所的投资价值：第一，复制扩张所带来的规模效应，能够显著降低诊所的采购成本、营销成本和固定成本摊派，从而提升每一个成员诊所的盈利能力，这是单体诊所做不到的价值增量。第二，复制扩张带来了可持续的高速增长，在单店内生性缓慢增长的同时，外延性扩张带来的增速及其持续性是吸引风险投资的关键，也是第二个价值增量点。而复制扩张中最核心的因素有三个，如图3-3所示。

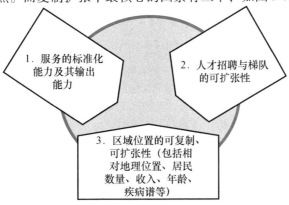

图3-3 连锁诊所复制扩张的三大因素

在连锁诊所的复制扩张逻辑之中，我们最认同的是"同城规模化"的逻辑。所谓同城规模化是指，如果同样开20家连锁诊所，那么在同一个城市布局会优于分散城市布局。

主要的逻辑是：第一，从消费端看，患者信任度除了服务本身以外，品牌形象的频繁曝光及服务的可触及性非常重要，一个在同一城市中布局20家诊所的品牌显然更容易让患者产生信任感和触及的可能性。第二，从采购和经营费用端来看，同城的集中采购更具备议价力，更容易形成实质性的规模效应，此外同城的经营管理成本也会远小于跨地区经营。第三，从竞争角度来看，"同城规模化"更有利于在区域产生牢固的竞争优势，而分散地区的布局很容易被"逐个击破"。

我们认为，连锁诊所值得投资布局关注的重要原因和吸引力，就是规模扩张复制之后所产生的衍生商业机遇，也即平台模式所带来的商业机遇。

3. 衍生商机带来的价值释放（平台思维）

在连锁诊所成功规模化经营之后，能够对外输出诸多有价值的资源，如图3-4所示。

自有医生
◎ 拥有一批自有医生及医疗服务输出能力
◎ 可以为后续开展互联网线上医疗和健康管理增值服务提供坚实保障
◎ 进可攻退可守，即使线上业务的规模不大，也不会由于"补贴养医生"拖累财务表现

诊疗数据
◎ 拥有可运营的诊疗数据（包括电子病历和患者疾病谱画像等）
◎ 可以为后续精准医疗服务和管理，以及新服务营销推广带来极大帮助

患者客流
◎ 拥有持续的患者客流，可以为后续分层服务倒流（例如手术等高单价服务的筛出、转诊等服务）
◎ 衍生的平台商业机会和创新商业模式的可能性为连锁诊所带来了短期精彩的投资范示

图3-4 连锁诊所的三大衍生价值

4. 公司稽核部的巡检

目前除部分大型连锁牙科诊所比较规范外，绝大部分连锁店仍未实现标准化经营，未能达到管理上的集中化和一致化，导致连锁企业发展的经营规范化程度不高，管理水平滞后。有些连锁诊所只停留在形式上。

在管理方面，未能遵循同类连锁店在技术、接诊流程、宣传、材料、形象设计等方面的独特要求和内在规律的统一，而是照搬单体店管理的办法，内部经营管理科学化程度较低。管理职能的分工与协调缺乏科学性，以致连锁经营规模优势、价格优势得不到充分发挥。

成就一个连锁品牌要用有限的资源去做最有效率的事情，战略一旦偏离企业本身，企业的发展风险很快会凸显出来，如市场丧失、盈利下降、团队涣散等问题，因此要结合企业不同的发展阶段，通过对内部资源如核心团队、运营管理、模式、品牌等多要素进行分析和定位，明确企业不同阶段的战略及企业核心竞争力，从而整合资源强化核心竞争力，推进战略执行力，同时需要创立稽核部门对相关流程进行跟进。

面对可能发生的种种风险，唯有企业内部加强监管才是正道。连锁企业监管层精细化对风险的防控，注重加强监管协调并深入到微观层面，监管手段和防控措施进一步完善，才能应对可能发生的风险。监管与自律相结合，才能在促进平台自身发展的同时，使得公司也开始朝着更加稳定、更加健康的方向发展。公司稽核部的巡检应着重五个方面的建设，如表3-1所示。

表3-1　公司稽核部对连锁诊所五个方面的巡检

序号	巡检重点	内容解析
1	加强制度的供给，强化规则的支持，强化规范监管	完善公司的内部监管手册，做到事前有预防，事中能够做一些干预，在事后让纠偏能够发挥作用。进一步加强各流程监管，对违规情况登记造册，确保落地执行，各项工作流程严格规范
2	更好地建立激励约束机制，强化市场功能	应防止激励过度又防止激励不足，让经营层能够持有股份，其薪酬收入更多地从市场中来，从公司的价值创造中来，通过市场化的约束机制让公司治理能够切切实实发挥作用
3	精心制定走访计划，强化门诊动态监管	加强巡店工作，逐条逐项仔细询问客户相关情况，客户管理标准化，执行落地标准化，并如实记录存在的不规范经营情况和潜在的不规范经营线索，确保不遗漏，做到细致详尽
4	强化线索摸排	充分利用在市场、客户、员工走访中，着重加强对异动客户的回访，对不规范门诊以及医护的意识转变及时总结、提交，进一步优化
5	授权与指令管理	调阅授权文件，调查政策的执行落地情况，结合抽查具体的业务，看是否有超授权开展业务或者执行不到位的情况

3.2 / 项目与门诊的关系

顾客就是衣食父母，是消费服务行业的一条人人都信奉的真理，牙科行业也不例外。没有顾客，留不住顾客，诊所很难经营下去，所以，服务好顾客才是关键。

牙科诊所经营所面临的最大困难之一就是患者的来源问题，一个是数量，一个是质量。患者的质量又包含了信任度和实际消费能力等多个方面；如果患者群数量较少，或者患者群数量不少，但质量较差，都将很难获得理想的经营效益。所以，想要取得更大的收益，应扩大相对稳定客户的客单价，这也是门诊主要盈利项目产生的根本原因。

需要明确的是，项目不等于产品，项目不等于服务。项目是指一系列独特的、复杂的并相互关联的活动。可以说，产品是小概念，项目是大概念，产品可以放到项目当中运营，项目也可以产品为中心做运营，关于"项目结构的搭建"以及项目与产品、服务的关系、区别等，本书第六章中有详细的解释。

美国项目管理协会（Project Management Institute，PMI）在其出版的《项目管理知识体系指南》（Project Management Body of Knowledge，PMBOK）中为项目所做的定义是：项目是为创造独特的产品、服务或成果而进行的临时性工作。项目参数包括项目范围、质量、成本、时间、资源。一般来说，一个好项目具备八个基本特征，如图3-5所示。

1. 项目为店服务

项目为店服务，持续打造新项目完成价值传播，形成传播点，即项目需形成认识点、感受点、传播点、发展点方能成为一个合适的、成熟的产品。

项目和产品的本质是服务员工和顾客，而不能对员工和顾客起到负面效

应，不得出现生硬将产品强加于客户身上的现象，也不能出现将过大的销售
压力强加于员工身上的情况。

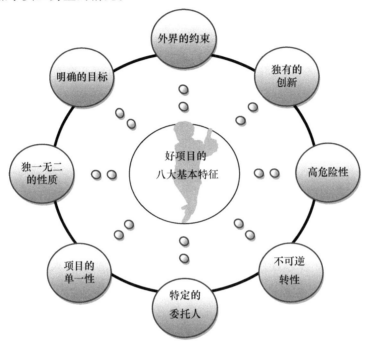

图 3-5　好项目的八大基本特征

2. 顾客购买与项目运作

　　要想让顾客购买产品，应该怎么做呢？如何充分了解客户的需求呢？应
掌握正确的发问技巧，推荐不同的产品提供给客户选择空间或解决方案，给
出选择永远比推销更重要。

　　理解需求，满足需求，挖掘需求，引导需求，是一个专业的牙科诊所医
生要去做的事情。我们要做的不是导购，我们必须解决顾客的问题。

　　牙科诊所在销售产品前是一定要保证产品的效果和质量安全的。牙医的
医德与技能对门诊来说非常重要，他们的诊疗服务就是门诊的产品。对于患
者来说，他们来牙科诊所只有一个目的，就是能够让自己的问题得到完美的
解决，这样顾客才能对诊所信任。诊所的产品才能得以销售，诊所的名气渐
渐大了，这就是做出了口碑。

　　相反，如果你故意夸大产品效果，过度销售，虽然短时间内可能会带来
顾客，但是一旦顾客察觉之后，会对诊所感到失望。在这个销售过剩的时代，
回归医疗服务本质，口碑才能形成。

3. 针对性运营和多种营销方式并进

对牙科诊所贡献最大，能为牙科诊所带来长期稳定收入的客户，是牙科诊所的老顾客群体，因此，需要花费大量时间和精力来提高该类顾客的满意度。

也有一些有消费能力的大客户，因为他们对牙科业绩完成的好坏构成直接影响，因此不容忽视。诊所应倾注相当的时间和精力关注这类顾客的入店消费状况，并有针对性地提供服务。

对诊所完成业绩指标贡献甚微的普通顾客，其人数相对多，诊所应控制在这方面的服务投入，按照"方便、及时"的原则，为他们提供大众化的基础性服务。

诊所服务的内容、流程，应站在顾客的角度来考虑，包括诊所环境和氛围，也应根据顾客的喜好来设计。同时，定时培训前台、咨询和医护人员，知人善任，才能为顾客提供更优质的服务。

另外，设置"向上销售"，这是使用该技巧的最简单方式。它可以简单到只要在你的收费（日志）表格上设置一个复选框，或者是加上关于附加项的一两条描述，如"只需49元就可以将洗牙服务延长一年，是的，我确认"，同时将此方案告诉你的客户，将同时收获顾客利润中的系统和待遇利润，关于这一点，在本书第5章中会讲到。

一般来说，你有望获得25%的向上销售率。这就意味着，仅仅因为在你的成交表格上加了几句话，每四个顾客中就有一个会掏出更多的钱购买你的质保服务。

给顾客展示一个特殊的供货承诺——10年质保卡、"××产品只限今日仅售×元"，并且"只需再加×元"，就可以将他们想购买的产品升级。此方法能有效增加销售。推荐一项产品或服务，如果顾客对你所说的牙齿项目不满意的话，介绍同样的类型的项目，以此说服顾客下单。

☞ 案例分析：好活动推动门诊流水

中国国民消费水平的提升是中国牙科市场快速增长的基础；加上国外厂家和牙科医生的教育推广，国人的口腔保健意识的提升成为牙科市场保持快速增长的内生动力。目前中国牙科市场已经处于快速的启动阶段，而我们判断在中国不出现大的金融危机的前提下，牙科消费升级的趋势不会改变，且有望从东部沿海地区逐步向中西部中心城市蔓延。整体牙科市场在未来很长一段时间均可能保持较快的增长趋势。

要想真正提高门诊量，一方面要通过差异化竞争主动引流；另一方面，得做好老顾客的维护。其中，组织何种丰富多彩的活动能有效吸引新客户，稳固老客户尤为关键。

活动的组织势在必行，比如体验式营销活动。体验式营销，体验活动的中心目的是参加体验的客户对门诊有一个良好的印象，在以后有需要口腔医疗服务时，第一时间能够想到我们的门诊，为了达到这一目的，在活动开始之前要对员工进行全员培训，培训内容应该包括：体验的活动的目的，对员工的锻炼价值，专业技术培训，接诊的注意事项培训，一定不能勉强客户进行消费，客户的理性消费是建立品牌价值的重要基本原则。

门诊流水的提升，一项好活动的推动功不可没，一项能够推动门诊流水的好活动的要素和流程如表 3-2 所示。

表 3-2　一项能够推动门诊流水的好活动的要素和流程

流程	具体要素	过程和要点解析
1	体验内容	邀请客户到门诊参观，进行口腔门诊情况简要讲解，讲解门诊环境，设备条件，质量控制措施，服务承诺等；免费全面地口腔健康检查，补牙一颗或者口腔护理一次（口腔牙齿抛光）
2	市场定位	门诊的目标客户群体是哪些人首要先确定，然后筛选目标客户，进行体验式营销活动；把门诊的目标客户划分成不同的区域，确定每个区域的体验客户数量，工作的安排要注意人员安排、工作定量、时间安排等
3	市场营销人员负责全员参与	对推广资料进行编号，登记每个市场专员或门诊员工推广的客户到店消费金额和体验人数，根据业务给予收入的 5%～10% 的业绩奖励；比如，定额 10000 人，每人每天最低完成 100 人访问量，同时进行门诊知名度、美誉度调查，扩大门诊的知名度，配合使用口腔健康调查表或建档病例，工作完成时间限定在 8 个月以内，从 3 月份开始实施，10 月份结束等
4	活动信息发布	采用报纸发布信息，现场义诊形式发布体验活动信息，广告夹寄门诊活动信息，短信发布信息等渠道，预约在一定的时间内，根据门诊的工作能力安排一定数量的客户进行口腔保健体验活动
5	体验活动工作成本管理	对于体验客户工作产生的成本，要对门诊医生计算收入，严格考核患者满意率，体验活动结束后，一周内一定安排时间进行回访，出现患者不满意的一定要加大改善力度
6	客户信息与整理	客户信息的收集是门诊信息系统非常重要的工作内容，开始之前要制作口腔健康体验活动客户资料表格，全程监控体验活动的规范化流程操作情况，及时处理客户的异议，达到客户最终满意

3.3
客户与门诊的关系

牙科医疗是一个持续性和稳定性很好的服务性产业，牙科患者的培养和管理会贯穿整个诊所和医生的发展始终。牙科医疗具有终端消费属性，情感交流直接产生消费信任，容易产生高忠诚度的客人群体。当然，如果我们的表现不好，也会直接产生相反的效果。

一般而言，只要店的主动营销推进，顾客就会有防范，我们不是拿下顾客，而是形成顾客的对等性，所有的项目只有以顾客为出发点，就能长久。给顾客一个充足进店的理由，那就是这个门诊是为你存在的。

1. 店为顾客存在，还是顾客为店存在？

新的患者带着问题来，我们能否帮他解决，我们的技术和态度，决定了患者是否会再来，并且患者会把对我们的褒贬评价传播出去。有时我们为自己赢得了患者的信任而高兴，把新患者变成老顾客；有时则为因失误引起的患者不满而自责遗憾。周而复始，我们逐渐形成了自己患者循环的平衡。这是一个自然积累的过程，它几乎就是诊所经营的全部。

店以顾客存在为准则。经营诊所需要不停地反省和改进，不断地提高整个团队的服务水平，调整项目和价格，借以提高门诊医疗操作之后的效果和评价；我们希望通过不断的努力追求更多更好的客户群体加入，以获得我们能力所及的最佳的经营效益和职业未来。

2. 良好服务造就忠诚患者

过去 20 年中，国内的民营口腔管理者们曾以追求成为行业中的第一或第二来使牙科医疗企业的利润最大化。但近年来，大家普遍认识到，顾客的忠诚度才是决定利润的重要指标，正是牙科患者（顾客）的忠诚驱动了诊所的盈利性和成长，牙科诊所市场份额中患者质量的重要性相比其市场份额的数量逐渐引起牙科医生和投资及管理者的注意。

正是由于患者的忠诚，他们才愿意以溢价来购买我们的牙科医疗服务，才会为我们推荐新的患者，最终会使我们的收益持续稳定地提高。

忠诚患者是指对我们的服务理念、责任心、形象、行为和素养表现出高度满意、信任和支持的患者。他们自己只要有医疗需求就会找到我们，并有机会就向他人推荐我们。笔者通过研究发现，吸引一个新患者（非推荐患者）的花费远远高于保持一个老患者的费用；从品牌忠诚者（复诊和推荐的指定初诊患者）身上获得的利润是急诊、散客和促销团购患者的 15～20 倍。

3. 忠诚患者是医生的粉丝群体

对 2008～2010 年度口腔医院患者管理的研究表明，79% 的销售额来自复诊和初诊指定患者，而非普通新患者。37% 的初诊患者来自现有患者的介绍和推荐（包括推荐医生或诊所），更忠诚者会向新患者推荐指定的医生。许多医生初诊指定率高达 50% 以上，初诊和复诊诊次比达到 1：5 或更多；已经不再接受普通初诊的医生（只看指定和复诊患者）往往是收入较高的医生。

忠诚的老患者们无疑是我们诊所经营最重要的依靠，他们是医生的粉丝群体，是我们真正的"黄金客户"和"营销总监"，是我们诊所的最大价值所在，它需要我们付出五年甚至十年以上的积累才能达到较高的水平。可谁来给我们的诊所经营把脉诊治呢？患者管理的数据就是给我们良医看病的重要助力之一。同时，良好的患者管理水平是牙科诊所之间的竞争优势所在。

☞ 案例分析: 患者的满意度经营

在医患关系频频告急的大背景下，患者满意度将影响医生待遇触及了广大医生的敏感神经。但是，无论如何，提高医疗服务质量，提高患者满意度，是口腔医疗机构管理的核心主题，医护人员和老板是达成了共识的也是各方共同追求的目标。

1. 患者满意度调查如何实现

现在的患者量稳定吗？既然作为一个医疗机构，如果没有患者来就诊，则没有任何意义。自己的诊所是否有稳定的患者流量呢？这大概是开业医生心里最为担心的一件事！因为如果没有办法确保相当数量的患者，口腔门诊的经营就没有办法稳定运作。而且，重点不仅仅在于患者的数量，另一个重要的因素是，如何能够招徕那些口腔保健意识相对较高的患者。

同时，要加强患者满意度调查在诊所管理和评价工作中的应用，建立和完善患者满意度调查和评价的组织管理体系以及"满意度调查、结果分析、问题反馈、服务整改、效果评估"的闭环式管理模式，以促进诊所服务水平的持续改进和提升。

2. 满意度分析报告如何有效应用

首先，项目例会将整改任务分配至各门诊后，由牵头部门根据整改情况，定期填写《整改情况反馈表》，明确反馈时间、问题责任部门及责任人、整改要求、整改进度、工作中存在的困难以及所需协助等情况，该记录由项目办公室或稽查部门统一存档备查。

其次，每月例会前，由项目办公室根据各门诊提交的反馈表，整理、汇总各整改问题的进度，并在会上由牵头门诊进行情况汇报分析，接受组员监督。

同时，对于已完成的整改，项目办公室将整改情况报告提交督导组，由督导组成员从整改真实性、延续性、有效性以及制度完善情况四个维度进行评估。

最后，对评估不合格的问题再次上会进行讨论，对优点、亮点及时进行总结推广，巩固成果。

3. 依据满意度分析报告建立考核体系

依据患者满意度分析报告建立健全绩效考核指标体系，围绕建立品牌的初衷、社会效益、医疗服务、经济管理、人才培养培训、可持续发展等方面，突出岗位职责履行、工作量、服务质量、行为规范、医疗质量安全、医疗费用控制、医德医风和患者满意度等指标。将考核结果与医务人员岗位聘用、个人薪酬、晋升等挂钩。

患者的满意度调查结果可以向我们反映患者的需求是否得到满足，我们也要通过满意度调查的结果全面评价、帮助和改进我们的医护工作。客观公正的满意度评价标准才能准确反映患者的需求，指引我们不断完善我们的诊疗服务。

3.4 / 员工与门诊的关系

开设一个口腔门诊不易,当一个好的诊所负责人就更难了。除了自己要具备过硬的专业知识技能和经营管理能力外,还要会选拔人品素质和人文修养均过关的员工。

好多口腔门诊和口腔医院都面临着员工流失的问题。这时,经营者会抱怨员工不够忠诚,员工会抱怨经营者给的福利待遇不够好。其实,忠诚向来都是双方面的,体现的是经营者与员工之间的合作状态。

1. 从员工角度看医护人员的忠诚度问题

一个口腔门诊的医护人员的忠诚来自哪里呢?大致说来,医护人员的忠诚度来自于八大方面,如图 3-6 所示。

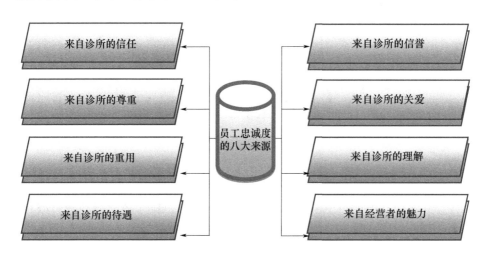

图 3-6　员工忠诚度的八大来源

（1）来自诊所的信任

信任是员工与诊所建立合作的基本条件，也是提高员工对诊所忠诚度的基础。这种信任不仅体现在诊所对老员工、新员工尤其重要，甚至对试用期间的员工也要给予基本信任。让员工知道自己是诊所的主人，并且诊所和顾客都是员工的，使之有安全感、归属感。

（2）来自诊所的尊重

如果一个诊所尊重员工，时刻把员工作为诊所最宝贵的财富，那么员工肯定对诊所感恩；否则，如果一个诊所藐视员工，只是把员工当作赚钱的工具，那么员工永远不会有忠诚之心。

（3）来自诊所的重用

每个员工从内心里都希望得到诊所的充分认可，希望自己能够得到诊所和经营者的赏识和重视。在诊所里，员工得到了重用，就会萌生感激之心，才会忠于职守，忠于诊所。

（4）来自诊所的待遇

优厚的待遇是吸引员工的磁石，也是员工安身立命的前提。待遇优厚才能使员工"既来之，则安之"，将全部精力投放到本职工作当中，一心一意将本职工作做到最好。

（5）来自诊所的信誉

诊所的信誉对员工的影响相当重要，良好的信誉会让员工相信诊所、依靠诊所、献身诊所。及时兑现员工的待遇，绝对不能任意克扣员工的工资福利，是诊所信誉最重要的体现。

（6）来自诊所的关爱

员工与诊所之间并非赤裸裸的利益关系，而应该是相互依存、互长互助的关系。诊所对员工从工作上的支持、生活上的关心到对家庭的帮助，以至有时候对员工错误或过失的人性化处理，这些细微的关怀更能俘获员工的"忠诚"。

（7）来自诊所的理解

一个诊所如果能够真正理解员工，理解员工所想、所说、所做、所需，尤其要理解员工面临的苦衷、困难，并能与之充分沟通，然后协调或帮助员工解决困难，那么员工将会把诊所当作"知己"。

（8）来自经营者的魅力

有魅力的经营者，总是能够凝聚员工，提高士气，在激烈的市场竞争之中屡建功勋、成就大业。有魅力的经营者，会使员工感觉有奔头、有希望，哪怕是面对困难也无所畏惧，因为员工坚信困难只是暂时的，经营者一定有办法带领员工战胜困难、夺取胜利。员工总会敬畏有魅力的经营者，也会忠于有魅力的经营者所领导的诊所。

综上所述，我们看到，想让别人帮你做事，利益驱动是让他用心的最大动力。所以，反过来说，一个口腔门诊管理的核心就是管理业绩。

2. 管理要分清楚管理和业绩的关系

业绩和管理的关系也一定要搞明白，解决了业绩问题就解决了管理问题，解决了经营就等于解决了管理，切忌通过管理来解决业绩问题。

举个例子来说，如果一家诊所业绩不好，员工也必然难以管理，制度的执行、项目的推广可以说会举步维艰。这时候即使你每天做晨会、下班做汇报，甚至实施高压管理，就算你换一万种管理形式也白搭。

3. 正视员工的问题，做到员工与平台的共赢

任何一个企业或诊所中，老板虽然是主要的，但员工所起的作用也不能忽视。有些员工普遍有着许多优点，如忠诚、忍耐、稳定、愿意承担责任，同时，也确实存在一些欠缺。

首先，员工的职业感不够。所谓职业感，是指清楚所从事工作的游戏规则，知道事情在不同的环境下应该怎么做，遇到很多干扰，如领导不重视、团队不协调的时候也不放弃责任，尽力协调处理各种关系，以求把事情做好。如果职业感不够，将很难做到这些。

部分员工对工作的期望有些片面：要求做事，仅限于事。他们对复杂的人际关系和办公室政治的干扰缺乏应对能力，不善于坦诚地与老板沟通，对"磨合"期的矛盾和摩擦感到不耐烦，这也是职业感不够的表现。

其次，员工对老板的"重视"期望过高。中国人的传统中过于看重"领导的重视"，与老板相处过程中特别善于"察言观色"。长时间的期待得不到满足会导致失望，这虽然与老板的管理方式有关，但员工也应该明白：过高的期望并不现实。

最后，员工缺乏精益求精的精神。部分员工缺乏精细的科学精神，所以做起事情来往往会打折扣、走捷径，满足于已经取得的成绩。

老板和员工的关系是古今中外都普遍存在的一个棘手的问题。这里没有一个现成的公式，但"磨合"和"互动"是绝对需要的。一个成功的诊所，

必然是老板和员工双方相处愉快，配合默契。

☞ 延伸阅读：员工是门诊最大价值缔造者

口腔诊疗服务是一种专业性行业，与一般性的生意不同，能够被视为专业的领域。

在西方国家，专业性（professional）行业的含义与我们通常所认为的专业性行业有一定的差别。在那些国家，能够称为专业性行业的职业并不多，专业性行业的员工必须经过长期的、严格的教育，有很高的道德素质要求。大家比较熟悉的医师、会计师和律师属于专业性的行业。专业性行业的从业人员不但经济地位比较高，社会地位也比较高，受到人们的广泛尊敬，这些从业人员也都有比较强烈自豪感和成就感。但是，另一方面，他们也都有严格的自律性，能够比较严格地遵守本专业的伦理规范，比较自觉地维护本专业的声誉。

口腔门诊的医护人员作为一个专业性行业的从业人员，需要具备如下基本素质，如表3-3所示。

表3-3 医护人员必备的六大基本素质

序号	过程和要点解析
1	掌握丰富的专业知识
2	终生接受持续不断的培训和教育
3	通过从业资格和执业证行业标准实行自我约束
4	在工作技能安排上享有相对程度比较大的自由
5	提供对社会功能来说是必不可少的服务
6	注重社会效益而不是单纯的经济盈利。要成为一个专业人员，必须接受正规、严格的专业教育，必须扎实地掌握丰富的专业知识，必须自觉地不断学习新的专业技能 随着科学技术的迅速发展，各类专科知识相互交叉，我们只有不断地虚心学习，才能够适应形势，才能够更好地服务人类，服务社会

由此可见，诊所的每个牙医都是具有巨大产能价值的一员，如果门诊老板没有对医护人员进行有效管理的话，就会造成医护资源流失。医护资源流失的原因其实就两点：第一点是没有业绩，医生赚不了钱；第二点是老板害怕员工去培训，怕学会了技术自己单飞。那么，如何解决这两大问题？

对于第一点，很简单，做好接诊，让他有钱赚，就能阻止流失。

而第二点，对于投入大量资源打造的核心牙医怎么防止流失，方法也很简单，两句话：术业专攻、技术管理要分开，建平台做品牌不怕你单飞。

这里的术业专攻、技术管理要分开，指的是让想学技术的只学技术，作为管理培养的就让钻研管理，而不是全面培养，这也是防止人才流失的一个有效办法。

这里所说的建平台做品牌指的是老板，不要觉得你在做的只是一个诊所，你要相信你建立的是一个平台，你作为老板，你的核心竞争力就是你提供给核心人员的"武器与军队"，因为，再厉害的"将军"，失去了先进武器供给和良好的军队，也没有办法打胜仗。

3.5
你（老板）与员工的关系

员工抱怨老板小气，老板抱怨员工没有尽心尽力为门诊创造价值。这在诊所的经营过程中，是比较常见的事情。出现这种相互抱怨的原因，主要是双方都没有正确处理好两者的利益关系。老板追求的是利益最大化，自然是能省就省，能减就减；员工是通过业绩与客户来实现自身价值并赚取一定的薪酬，当然是越多越好。

当老板认为员工没有给门诊带来效益或者员工认为老板太过苛刻的时候，这种冲突就会加剧，严重的话会直接或间接影响门诊或医疗机构的发展。因此，如何正确处理老板与员工之间的关系成了现代企业发展和口腔门诊品牌的重要课题。从细节上来说，为什么许多老板说员工没有动力、行动迟缓，主要有四大原因，如图3-7所示。

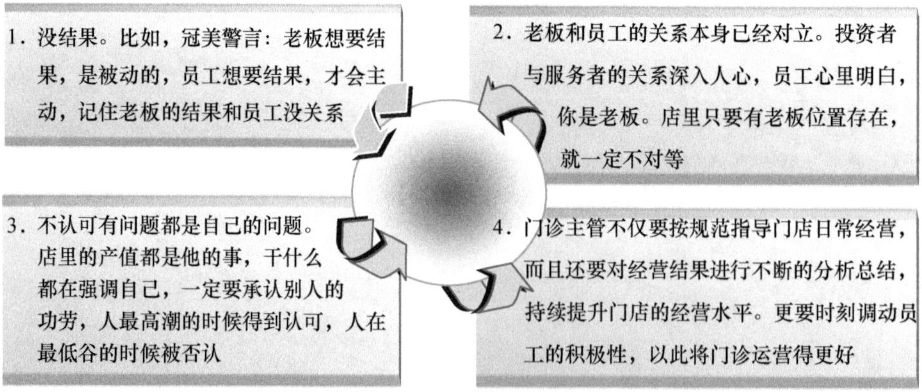

1. 没结果。比如，冠美警言：老板想要结果，是被动的，员工想要结果，才会主动，记住老板的结果和员工没关系

2. 老板和员工的关系本身已经对立。投资者与服务者的关系深入人心，员工心里明白，你是老板。店里只要有老板位置存在，就一定不对等

3. 不认可有问题都是自己的问题。店里的产值都是他的事，干什么都在强调自己，一定要承认别人的功劳，人最高潮的时候得到认可，人在最低谷的时候被否认

4. 门诊主管不仅要按规范指导门店日常经营，而且还要对经营结果进行不断的分析总结，持续提升门店的经营水平。更要时刻调动员工的积极性，以此将门诊运营得更好

图 3-7　员工没有动力的四大原因

作为员工，既然选择了这家机构，就应该为门诊尽心尽责，充分发挥自己的才能，尽自己最大的努力做好本职工作。另外，要学会换位思考，老板

毕竟是老板，来自方方面面的压力，有时候不是当员工的能体会到的，如果员工感到有个别利益分配不当、委屈的地方，通过正常渠道或其他的方式提醒老板，只要方法恰当，利益诉求合理，老板也是会接受的。

只有老板为员工利益考虑，员工为老板管理考虑，共同为门诊的发展进言献策，才能处理好老板与员工的关系，推动门诊持续健康发展。

1. 领导和管理，我为员工打好工

如果公司中60%的员工都是分蛋糕的，而不是做蛋糕的，这个企业是很危险的！为什么同样的资源，在不同管理者的管理下，会有不同的结果？为什么有很多人每天都在忙碌，却是一直在瞎忙，陷入无效无价值的工作中？为什么人员会流动？影响大家工作的关键是什么？为什么有很多人觉得自己在公司，并没有发挥应有的价值？

任何一个制度和工作流程的形成，一定要"全员参与"和"共同决策"。由具体工作岗位的相关员工来总结和归纳，然后提交到诊所例会上大家一起讨论，如果大家都没有异议就"全员签字"通过。如果后期哪位员工违反了所设置的制度或操作规范就按章法予以坚决处罚，不讲人情、不予照顾。

由于有了之前的全体员工的认同，在处罚个别员工时就不会有人借题发挥或推诿解释，我们的处罚决定就显得非常公开透明，也不会让其他员工感觉有什么问题。

因此，奉劝所有的民营牙科经营者们，一定要靠制度和标准化流程来管理诊所及员工，如果没有清晰明了的奖惩依据和规章制度，仅凭经营者个人好恶或所见所闻就处罚或纵容工作失误与医疗隐患，这样很容易会把自己推到所有员工的"对立面"。对未来诊所的管理运营工作，人为地埋下了很多不必要的管理隐患，这从管理学角度来说就是一种严重的管理失责。同时，管理者应该善于分权、分责。前台主管、护士长应该有效地担当起各自的职责，而不是什么芝麻绿豆的小事都要请示。

其实，对所有民营牙科诊所而言，好的内部用人机制远比选对人更重要。若内部管理机制有问题或不顺畅的话，即使我们通过高薪招来高素质的人才，也很快就会因水土不服而被迫选择离开；而若内部员工职业岗位规划清晰明确、成长培训体系完善良性，即使是招募到一些经验不足的年轻员工，也能在这样的平台上迅速成长并迸发出惊人的活力与创造力。所以，请牢记——高薪不是万能的，要靠机制留人。

所谓机制就是以结果为导向、为目的的设计，如制度、流程、考核规定、奖罚措施等。仔细分析来说，是老板想要结果还是员工想要结果，一定是员工想要结果比老板想要结果重要。

2. 老板的经营战略，管理不能大于经营

当经营战略思维为"薄利多销"，对应的管理是"规模化和成本管理"；

当经营战略是"一分钱一分货"，对应的管理是"品质和品牌管理"；

当经营战略是"服务化"，对应的是"流程管理"；

当经营战略是"定制化"，对应的是"柔性化管理"。

为什么管理不能大于经营？因为一个公司的管理能力大于经营能力，那常常意味着亏损，这就是很多企业，制度很健全，文化很落地，人才很优秀，但是就是经营不景气的原因。虽然你很懂管理，但是你的管理观，你的战略方向有问题。

你公司最优秀的人是在做经营，还是做管理？你开内部会议多，还是外部会议多？如果你的高管团队，每一次都是开内部会议，每天看到的是他的下属，那么你的管理就大过了经营。

杰克·韦尔奇说：不好的管理者往往喜欢把最重要的上午时间，都用在开内部会议；好的管理者，往往把上午的宝贵时间用来接待与梳理客户。

你是重经营，还是重管理，在时间分配上，就可以看出来了。很不可思议的是，往往是在温饱线上挣扎的中小企业，每天在讨论员工福利；往往是脚步还没站稳的初创企业，说要实现员工环游世界的梦想；相比起那些美好的幻想，企业还是先保证自己能存活下来再谈其他的吧。

3. 优秀员工要什么，钱是个综合的代名词

员工离职的原因多种多样，无论我们是否承认，薪酬水平绝对是重要的因素之一。马斯洛的需求理论，也是将生存需求排在首位。对于那些刚工作两三年的年轻人来说，面对赡养父母、结婚成家的压力，对薪酬水平更是敏感。因此，提供具有竞争力的薪酬水平，是有效留住员工的基础。

除了薪酬水平之外，还有更多因素影响优秀员工的去留，只有找到这些内因，才能更有效地提高员工的忠诚度，减少员工离职。

有这样一个真实的案例：一家公司决定给一名员工奖励13万元。

总经理把这名员工叫到办公室，说："由于本年度你工作业绩突出，公司

决定奖励你10万元！"这名员工非常高兴，谢过走出门，只听总经理说道："你等一下，我问你件事。今年你有几天在家，陪你妻子多少天？"

员工回答说："今年我在家不超过10天。"总经理拿出1万元递到这名员工的手中，说："这是奖给你妻子的，感谢她对你工作无怨无悔的支持。"

然后继续问道："你儿子多大了，你今年陪他几天？"

员工说："儿子不到6岁，今年我没好好陪过他。"

总经理又从抽屉里拿出1万元钱放在桌子上，说："这是奖给你儿子的，告诉他，他有一个伟大的爸爸。"这名员工此时已是热泪盈眶。

刚准备走，总经理又问道："今年你和父母见过几次面，尽到当儿子的孝心了吗？"

员工难过地说："一次面也没见过，只是打了几个电话。"

总经理说："我要和你一块去拜见伯父、伯母，感谢他们为公司培养了如此优秀的人才，并代表公司送给他们1万元。"

这名员工此时再也控制不住自己的感情，哽咽着对总经理说："多谢公司对我的奖励，我今后一定会更加努力。"

同样是13万元的奖金。用什么形式发，效果截然不同。这个总经理将奖金分四次发送，不仅是对职工辛勤工作的认可，更是对他辛勤工作背后的整个家庭的支持与关心。

如今，许多企业都在讲"精细化管理"，我们在工作中的确制定了许多规定，做到了管理精益求精。但是在激发职工积极性、关心职工生活方面，我们的工作是否也做到了"精细化管理"呢？这种精细化管理，更是一种用情管理。

13万元奖金加上三次用"情"奖励，做的不是加法，而是乘法。黄金有价情无价，用情管理，可以说是企业管理的无价之宝。

4. 年底回家员工到底需要啥

你最近做得好吗？你准备好年底述职了吗？你有压力吗？你准备以什么样的成果迎接春节？你最想要的结果是什么？你需要谁来帮你？你现在有多少顾客？你现在有多少粉丝？你成功的标准是什么？以现在顾客的忠诚度，你打算怎么对待这批忠诚顾客？这可能是一个牙科诊所的老板在春节前会思考的问题，对于员工来说他们又在思考什么呢？我们认为，比薪资更重要的就是亲情，是孝敬与陪伴父母。

父母年纪越来越大，身体问题也会慢慢变得突出。其实，他们不需要我们太贵重的东西，陪伴是最长情的表达，要比那些吃的、穿的、用的东西重要得多。

对于父母这一辈人，他们劳作了一辈子、辛苦了一辈子，也节俭了一辈子，春节回家送礼物塞红包，他们心里固然会高兴，高兴的是孩子们都长大了，能挣钱了，知道孝敬父母了。但是，除了这些，又有多少人知道他们盼了一年，最想让我们带回家的是啥？我们可以探讨一下下述几条是否是父母更想看到的？

（1）回去在亲戚面前、同龄人面前要有面子，形象、气质、高段位礼仪。

（2）教员工罗列钱的花法：给爸妈拿什么，给发小拿什么，给姥姥、姥爷拿什么。

（3）让员工认识到，最重要的是让父母看到你的变化，在父母心中的成熟感觉和专业形象，是让父母省心的唯一方式，也是父母最期待的结果。

3.6 门诊与你（老板）的关系

老子曾经说过"上善若水"，是说做人要像水一样，帮助万物，默默不争。水很接近于道的品性，它至柔之中又有至刚、至净、能容、能大的胸襟和气度。以水悟道，可以看到成功人生里的境界，值得开门诊的你进行学习。"水思想"的三大特质如图 3-8 所示。

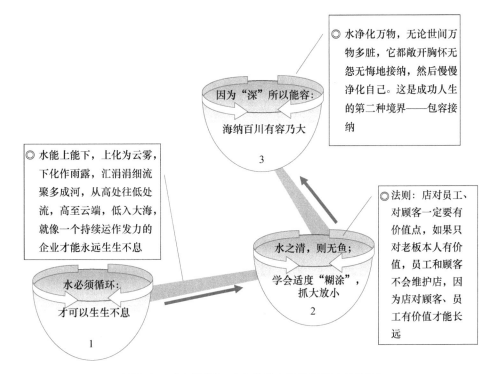

图 3-8 "水思想"三大特质在门诊运营中的应用

1. 店是你的，还是员工的？（店一定要变成员工的）

俗话说，在家靠父母，在外靠朋友，现在得说，事业靠平台。怎样让员工认识到"店是实现员工收入与梦想的平台"这一点呢？因为，员工有了归属感，就会产生高度的信任，把门诊的业务发展当成自己终生的事业，表现出较强的奉献精神，这种信任和奉献不仅有利于提高企业的绩效，更会让所有阻碍企业发展的困难黯然失色。

如何把门诊变成实现医护人员收入与梦想的平台呢？这需要从以下三个方面着手：

（1）增强员工的认同感

让门诊与公司发展时刻存在于员工心中，只有让企业在员工的心中占有重要的地位，员工才会理性地思考怎么来热爱服务的企业。

在企业文化建设过程中，企业应向员工输送一种崇高的情感意识，让员工懂得热爱企业就是热爱自己。企业是员工成长与体现才智、实现自我价值的舞台，是获得社会认可的最直接的平台。

（2）让员工广泛参与企业管理，助力其成长

首先，开展不同形式的活动，比如劳动竞赛，可以评先评优，倡导分工与协作，弘扬责任意识给企业带来的实际效益，培养员工的主人翁意识。

其次，让员工最大限度地参与企业的决策，对于公司的经营目标、服务和业绩任务等，可以通过自下而上的协商来予以确定，不仅有利于目标和任务的实现，而且培养了员工的归属感。

最后，采纳员工的合理化建议，鼓励员工进行创新，奖励员工的贡献，对优秀员工及时给予肯定、表彰和奖励，使之在企业中获得更多人的尊重，有利于最终培养员工的使命感和归属感。

（3）让员工共享企业的成果，使其产生归属感

很多企业存在着新员工上手太慢，而老员工又容易跳单或自立门户的问题，很多老板会以为新员工能力不行，老员工人品不行。

其实，问题的本质是企业缺乏可复制的系统和有吸引力的分配机制，真正的核心是老板没有"系统思维"。企业要做大，必须打造傻瓜式的流程，这样才能摆脱对人才的依赖。

企业的成果要分享与每一位员工。效益好，大家都要增加收入；福利待遇要恩惠于每一位员工；领奖就一定让大家去，而不是只领导去享受这份光荣。

归属感强大的企业，必定有科学合理的激励机制。归属感最终表现为感情的依恋和融入，但是，没有现实的、稳定的物质待遇，谈员工的归属感就显得苍白无力。

另一方面，老板必须将雇佣思维改变为合伙思维，这样才会有更多优秀人才为你所用，否则你永远都做不大。

2. 店是你的，还是顾客的？

长期以来部分牙科诊所存在重销售、轻服务的现象，诊所营销也一直是门诊业绩占据主导，然而，真正能促进牙科诊所健康发展的服务营销却一直被忽视。在理性消费时代，诊所营销只有从产品营销转向服务营销，牙科诊所才能真正赢得竞争主动权，才能获得长足的发展动力。

也可以说，要把店变成实现顾客需求与心里舒服的空间，获得心理触动，实现零距离对接。与其他竞争手段相比，服务营销要求企业员工具备的素质和能力要高许多。服务营销一定要以患者为中心。要记住下面三个顾客服务原则，如图 3-9 所示。

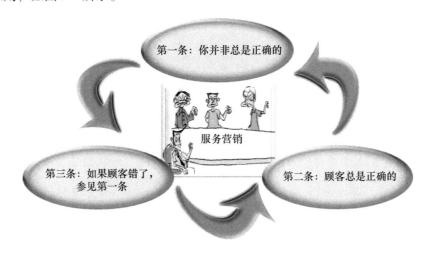

图 3-9　服务营销的三大原则

3. 店对你有价值，还是对员工、顾客有价值？

（1）人只关心自己的切身利益，必须占到"便宜"，或找到占便宜的感觉

举例来说：一位患者到另一个诊所做根管治疗，就诊四次，付款 800 元。但是问题没有解决。这位患者来到我的诊所，我诊所的诊疗医生诊断为需要重做根管治疗，报价 1000 元。毫无疑问，患者会为此不高兴：800 元 + 1000

元 = 1800 元。他准备起诉原来那位牙医。我劝告患者不要这样做，那位牙医已经尽了全力了，但是患者应该给原来的那位牙医写信要求退回一半的诊疗费，也就是 400 元。同时我们诊所少收取 200 元。这样在这一天结束的时候，患者的牙齿恢复了健康，却仅仅花费了 1200 元，第一位牙医免予被起诉，同时也学到了教训，我们却拥有了充满感激之心的新患者。

（2）顾客在店内找到做主人的感觉

别致的室内装修，舒适的沙发椅，欢快的音乐，一个舒适的体验环境，可以给患者带来归属感，当患者有了归属感时，门诊就成了他们牙齿患病时候的港湾。连锁门诊执行统一的品牌标准，创造一个受欢迎的一致性的实体体验环境，带给患者舒适感，使顾客不舒服、要美、要咨询时来门诊成为一种习惯。

（3）店要为顾客营造家的氛围

把患者当成自己的亲人，处处为患者考虑，才能得到患者的肯定，才能长盛不衰。把患者的不满和抱怨，当作"神佛的话"，不论抱怨的是什么，都欣然接受。治疗前的奉承和许诺，不如做好治疗后期的跟踪服务，这是获得永久客户的不二法门。

第4章

模型：门诊的赚钱与值钱

百思特运营哲学：专业口腔医院经营的是一份志业，一份志业除了要有好的技术、口碑、品牌和人脉，更重要的就是团队，我们只有用心经营每个门诊的每个团队，才能创造出最和谐完美的"双赢"局面（患者，合伙人、诊所），才能成就我们心目中百年院所的愿景。

前台的服务质量："八齿微笑"，亲切的称谓，贴心的服务，正确的就医指导，与之相配的还有对诊所内部产品的了解以及产品的疗效的介绍。

医生的精湛医术：诊所的一大部分患者都取决于医生的医治效果，再就是医生对患者的分类服务。

护士配台高效：积极向上、乐观自信的生活态度；稳定的情绪，临危不惧；有宽阔的胸怀，扎实的专业理论知识和娴熟的实战操作技能，掌握急救知识和相关器械的使用。

洽谈先销售自己再销售产品：先让患者从心理上接受，解除对销售者的心理防备，再从患者的立场角度向患者推销其所需产品。

从一位职业牙医的从业经历来看，一个口腔门诊想要在最短的时间内回本并且赚钱，一般来说都需要理解以下六大内容：人到底是怎么值钱的？每个员工都要有的拳头产品到底都是什么？我们为什么说整个团队的力量可以移山倒海？什么叫作自我孵化也同时孵化他人？一个项目是怎样体现它的价值的？门诊是怎么值钱的？

如果参考此操作并针对自己门诊所在地区的环境、人群的特点和门诊的发展阶段落地实施，再创新，我们就能为我们的门诊增加应有的价值，并累积一个口腔门诊有形和无形的资产。一个口腔门诊的优良资产也就是一个好的品牌、好的口碑、好的发展。

4.1 人是怎么值钱的

我们从小所受的教育是：所有人都是平等的。这句话没错，但是在不同条件下，这句话也不完全正确。从法律视角看，法律面前人人平等；从生命视角看，每个人都是独一无二的故事载体；在市场经济社会里，任何人进入人力资源市场的时候都是有价格的，而且价格悬殊巨大。

市场经济社会里，每个人都要明白，我们的价格永远不是自己认为或者自己决定的。只有当对别人有价值时我们才有价值。

1. 一位口腔医院院长的算术题

一位口腔医院院长如是说：计算一个人值多少钱，是由他能创造的价值和替换价格决定的。口腔门诊的一线员工诸如前台、咨询师虽然辛苦，但是他们创造的价值就是按照诊所要求履行岗位职责，可替换性非常强，月薪 3000 元钱就很容易找到一个替换一线员工的人，因此这类岗位的员工的收入就低。而一个主管或者门诊主任，要管理诊所所有的医生和护士，这样的人才非常难找，要替换他的成本非常高，花几百万元也未必能找到适合这个岗位的人。因此，对口腔门诊的主管或者门诊主任来讲，一年十几万元可能只是基本收入。

2. 付钱的依据

要搞清自己值多少钱，就要弄明白口腔门诊付钱给你的依据是什么。口腔门诊不是为你的能力付钱，也不是为你的学历付钱，而是为你能创造的业绩付钱。无论你现在职位多高，当你为口腔门诊创造的价值低于你现在岗位要求的时候，你就该被淘汰了。

我们探讨一下一个口腔门诊的前台、咨询师如何通过自己的努力，能够成为具备主管候选人的基本资格，能够让自己用 20 年时间，从一个基本工资2000 元的咨询师，成长为具备管理整个诊所主管资格的高级管理人员。前台、咨询师业务能力提升的五大元素如图 4-1 所示。

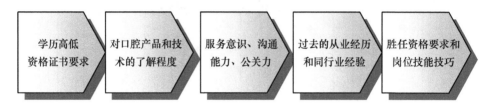

图 4-1 前台、咨询师业务能力提升的五大元素

3. 值钱的算法

值钱是需要证明的。人力资源管理学认为，一个人过去的业绩可以反映将来业绩的高低。如果你没有小的成功，就很难有大的成功。一定要耐心并且相信，这个世界真的很公平，因为想爬到金字塔顶的人很多，如果你不能一点一点向上爬，直接到金字塔顶的机会是没有的，除非出现你出身就是亿万家产继承人那样的低概率事件。

对于那些含着金钥匙出生的人根本无须羡慕，如果你没有控制财富的能力，过多的财富也许是个灾难。几乎没人能从一个士兵直接变成将军，门诊主任和将军一样，是需要一点点修炼成的。要让自己更值钱，就要一点点证明自己的能力，一点点提高自己的水平，一点点提升自己的职位，这样，自己的收入才能一点点得到提高。所谓"心急吃不了热豆腐"，做事情也要有踏实肯干并且耐得住寂寞的心态，这样才能离自己的目标更近，最终实现从年薪几万元到百万元的跨越。让自己更值钱的四大步骤如图 4-2 所示。

总而言之，让自己更值钱，是一件很难的事，要做到这一点，就必须对自己有深刻的认识，懂得扬长避短，苦心经营，还要有好的运气作为关键时刻的助力，才有可能乌鸡变凤凰，实现从前台、咨询师、医生、护士到门诊主管、门诊主任、护士长的跨越。

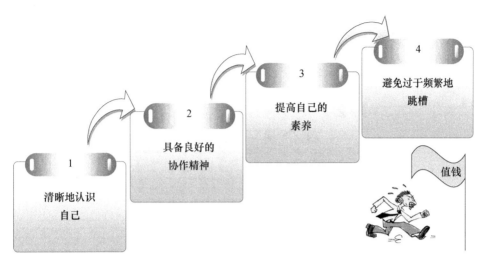

图 4-2　让自己更值钱的四大步骤

4.2
每个员工都有拳头产品

一个口腔门诊，如果前台亲切可人，医生技术精湛，护士配台高效，洽谈先销售自己再销售产品，这就是该诊所每个员工都具有拳头产品的表现，这就是一个有竞争力的诊所，这就是一个可能持续盈利的诊所。

1. 前台的服务质量

每个接受医治的患者在前往诊所接受医治时，情绪以及心理上都会处于消极状态，这时，前台、咨询师的笑容就成了不可忽视的力量，亲切的称谓，贴心的服务，还有正确的就医指导。

这就是单位在进行人事培训时，都会要求员工把生活情绪隔离在工作单位之外的原因。当然，与"八齿微笑"相配的还有前台、咨询师对诊所内部产品的了解，对产品疗效的介绍与对专家专长的了解。也就是说，进门就诊的患者不仅需要医生和护士的专业诊治服务，还需要前台、咨询师的正确引导，引导患者形成对诊所的第一印象，引发患者进一步消费的欲望，提高患者下次光临的可能性。

2. 医生的精湛医术

对于一家诊所来说，好的医生在具备精湛的医疗技术的同时，也应具备高精准度的医治措施，能够依据患者的病情提供优质的诊疗方案，使之能解决主诉，减少痛苦。

诊所绝大部分患者的满意度取决于医生的医治效果以及医生对患者的分类服务。所谓的分类服务并不是要求医生只将优质的服务提供给经济富裕的患者，而是要求医生能够从与患者的沟通中准确判断出患者所能接受的诊治价格范围，从而将患者准确分类，并提供相应价位的项目服务。

不是每个医生都具备这种分类待客的技能，许多医生为了提高诊所的营业额，来增加自己的收入而肆意向客人提供高价位的项目服务，从而使一些低消费群体的患者流失。所以，诊所医生的培训必须到位，从整体改变医生的服务意识，来提高医生的服务质量。

3. 护士配合高效

护士是一个诊所面对患者时间最长的人，护士的职业素养和专业技术是彰显一个诊所整体服务质量的关键。

较高的心理素质也是一个护士应具备的必要因素，要提供最佳的护理服务，就必须有一个良好的精神面貌和健康的心理素质，包括：积极向上、乐观自信的生活态度；稳定的情绪，能临危不惧，在困难和复杂的环境中沉着应对；有宽阔的胸怀，在工作中能虚心学习同事的新方法和新技术，能听取不同意见，取众之长、补己之短，工作中能互相交流经验。

同时，护士必须要有扎实的专业理论知识和娴熟的实战操作技能，掌握急救知识和相关器械的使用。诊所要加强各工作层次的交流，使护士能迅速理解医生或患者的要求，从而提高服务质量，为诊所带来更多的"回头客"。

4. 成功的洽谈：先销售自己再销售产品

销售是一门技术，是创造、沟通与传送价值给顾客，经营顾客关系以便让组织与其利益关系人（stakeholder）受益的一种组织功能与程序。

一个优秀的前台或咨询师一般会在销售产品之前先将自己成功销售，再循序渐进地销售产品。在向患者推销产品之前，销售者要让患者感知到他/她的立场站位，先让患者从心理上接受销售者，解除对销售者的心理防备，然后，再从患者的立场角度向患者推销其所需产品。

诊所的销售方法，首先是产品的效果及其与之相匹配的合适价位，其次是诊所服务者所能提供的高质量的专业技能、高精准度的治愈效果和高素质的服务，具体如图 4-3 所示。

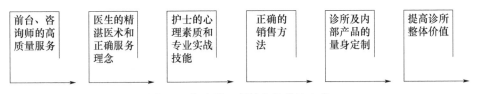

图 4-3　每个员工所具备的拳头产品

4.3
整个团队可以移山倒海

"人心齐，泰山移"，这里说的移山倒海就是团结的意思。大家都知道团结就是力量这个理，例如：一根筷子易被折断，十根捆在一起的筷子就不易被折断。而且作为一个团队，彼此资源互补也是我们所说的"没有最强的个人，只有最强的集体"的意思。

不怕虎生两翼，就怕人起二心。在一个涣散、人心浮动、人人自行其是，甚至搞"窝里斗"的口腔门诊里，是没有生机与活力可言的，又何谈干事创业？在一个缺乏凝聚力的环境里，个人再有雄心壮志，再有聪明才智，也不可能得到充分发挥。只有懂得团结协作的人，才能明白团结协作对自己、对别人、对整个门诊的意义，才会把团结协作当成自己的一份责任。

团结协作是一切事业成功的基础，是企业立于不败之地的重要保证。它不只是一种解决问题的方法，而且是一种道德品质，体现了人们的集体智慧。

团结协作里经常被提到的一点就是主观能动性。大家在学校读书时老师经常说："学习要自觉，现在要老师逼着学，以后工作怎么办？进入社会了不能自觉主动工作可不行！"当时可能还没法真正理解什么是"主观能动性"，但是，工作几年后，我相信大家都能够明白主观能动性对所有职场工作人员来说有多么重要。主观能动性在很多方面直接影响着每个团队的高效工作能力和凝聚力。

主观能动性，亦称"自觉能动性"，它指人的主观意识和实践活动对于客观世界的反作用或能动作用。主观能动性有两个方面的含义：一是人们能动地认识客观世界；二是在认识的指导下能动地改造客观世界。具体而言，是否具备主观能动性的两类表现如图4-4所示。

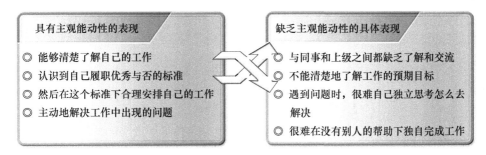

图4-4　是否具备主观能动性的两类表现

所以，长此以往，主动工作与被动工作的员工自然就会表现出很大的差距。如何才能最大限度地发挥好每个医生、护士的主观能动性呢？具体而言，需要从以下六个方面切实可行地做好工作以增强团队的凝聚力，如图 4-5 所示。

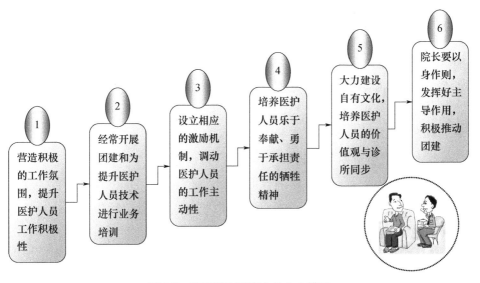

图4-5　增强团队凝聚力的六大措施

4.4 / 自我孵化也孵化他人

1. 自己持续学习

让一个诊所值钱，必须先提高诊所内部员工的职业素养，常言道："兵熊熊一个，将熊熊一窝"，要提高内部员工的职业素养，首先要提高经营者的修养，经营者的管理技能、领导艺术。

经营者的自身修养直接影射出诊所未来的发展方向。经营者不仅要具备娴熟的专业知识和专业技能，还应深度了解市场的发展方向，准确判断市场所需产品，及时补充。经营者要积极参加口腔医疗相关的峰会论坛和社交活动，以及相关知识培训和实操训练营，与自身专业结合，制定出更加贴合当下市场的营销政策，为诊所带来最大限度的利益。

2. 作为上级帮助下属成长

作为上级首先要摆正自己的态度，将下属当成自己的学生，引导下属形成正确的价值观，并与下属及时沟通，授之以渔，把自己的工作经验教授与下属，避免下属在工作中做无用功，浪费时间。在遇到突发事件时，能够沉着冷静，指导下属正确处理事件，培养下属遇事不慌的职业素养。在下属做错事导致一些不良后果时，能够做到先解决后问责。

作为上级，出现问题时不要一味地将责任推卸到下属身上，要知道，没有打不了仗的兵，只有领不了兵的将。下属的实战能力是在上级的正确领导下慢慢积累下来的。

所以，一个想要值钱的诊所应培养领导层与基层员工共进退的心理理念，养成员工与诊所同进退的工作作风。

3. 冠美口腔的"师徒制"

师徒制，顾名思义，即是师傅带领徒弟指导工作、督促学习和照顾职场生活，使徒弟能更快、更好地融入工作中的一种培养下属的机制。即在师徒制度中，由一些资历较强、阅历较丰富、实践操作能力较强的老员工带领新入门的员工一起工作、学习和生活。

冠美口腔师徒制是最有效、便捷的培训模式，以"一带一"或者"一带多"的形式出现，由工作经验丰富的老员工对新入职的员工进行最直接有效的培训，使新员工在最短时间内为诊所创造最可观的价值。

冠美口腔各连锁诊所之所以要实施师徒制度，是为了保证诊所内部技术人才的可持续发展，提高诊所团队的工作效率，形成团队"梯队建设"，避免出现因人才流失、遇到突发事件而无能人应对的状况。冠美口腔"师徒制"培训的五大要点即"榜样""陪同""帮扶""纠正""强化"，如图4-6所示。

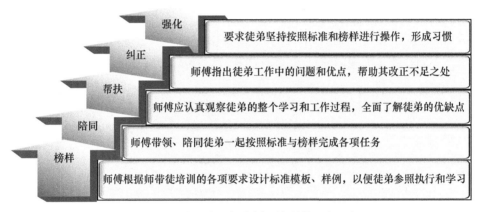

图4-6 冠美口腔"师徒制"培训的五大要点

4.5 | 项目是怎么值钱的

口腔门诊的项目不等于产品，也不等于服务，第 3 章也提到过，项目是指一系列独特的、复杂的并相互关联的活动，这些活动有着一个明确的目标或目的，必须在特定的时间、预算、资源限定内，依据规范完成。那么，什么样的项目才是值钱的项目呢？值钱的项目具备四个特点，如图4-7 所示。

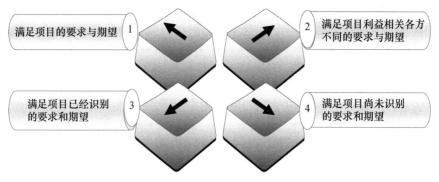

满足项目的要求与期望 1

满足项目利益相关各方 2 不同的要求与期望

满足项目已经识别 3 的要求和期望

满足项目尚未识别 4 的要求和期望

图 4-7　值钱项目的四个特点

1. 值钱的企业造就值钱的项目

业内都说做开业服务的人首先心理素质要好，毕竟关系到财务和客户的事从来都不是小事，工作再多也要严谨，不能急躁。尤其是医疗产业与一般的服务型产业的特质有着极大的不同。医疗服务人员不仅需要具备高度专业性，还需要提供相关的医疗服务，处理各种和患者相关的健康咨询问题。

然而，在做好这些细节工作之前我们首先要认识到我们所身处的大环境，只有更深入地了解自身所处的环境，更好地适应它，才能让诊所更好地存活下来。而只有存活得足够久的企业，我们才能渐渐让它产生只属于自己的底蕴，也就是企业文化，因为一个企业拥有优秀的企业文化是赚钱的基础。

知识经济时代，知识产权作为一个企业乃至国家提高核心竞争力的战略资源，凸显出前所未有的重要地位。知识产权是一种无形的财产权，它正在成为很多行业重要的收入来源。随着专业化和国际分工的不断发展，医疗服务型企业参与市场竞争的方式已不再仅仅局限于产品竞争，知识产权竞争已经成为参与市场竞争力的制高点。正确、及时、合理应用知识产权，应是今后口腔门诊提升自身核心竞争力的当务之急。那么，企业如何通过知识产权提升价值，并运用知识产权打造诊所的核心竞争力呢？利用知识产权提升企业价值的三大步骤如图4-8所示。

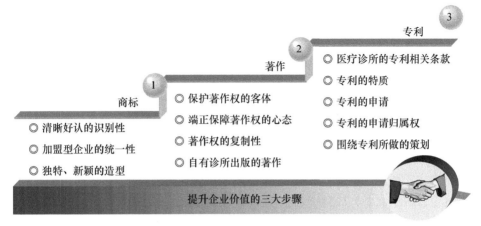

图 4-8　利用知识产权提升企业价值的三大步骤

2. 成熟项目形成的价值传播点

能够形成核心竞争力的项目就是值钱的项目，就是一个可以被客户认同并反复优化运作的成熟的项目。那么，一个成熟项目的价值传播点是什么呢？能够让我们心甘情愿地为一个诊所传播的点一定是它所打造的良好的某项口腔技术的口碑，口碑才是我们愿意为之口耳相传的基础。品牌打造是以形成良好口碑为前提的。品牌是一家口腔门诊的灵魂，是可以让我们的诊所区别于其他诊所的标志，是凸显自己诊所价值的所在，是让更广大的社会群众认识我们、了解我们、信任我们的根本，也是让更多的潜在患者、既有患者快速地从众多口腔门诊里点名就医、回诊的价值体现。

3. 口碑营销

诊所在调查市场需求的情况下，为患者提供需要的产品和服务，同时制定一定的口碑推广计划，让患者主动传播诊所产品和服务的良好评价，从而让人们通过口碑了解产品、树立品牌、加强市场认知度，最终达到诊所销售产品和提供服务的目的。

（1）形成口腔管理文化

诊所出售的不应该仅仅是产品，而是一种别样的口腔管理文化，它代表着创新、酷形象、以人为本、无痛等。在现代新竞争格局下，以患者为本的技术往往会加速新技术的普及。当前，只有拥有良好的教育背景，讲究生活情趣与质量，关心时尚潮流走向，才能开设自己的网站或博客，出版自己的口腔健康杂志、口腔诊疗书籍，甚至是成为某一群体的舆论领袖，当诊所拥护者拥有这些特征后，便能使其成为优质品牌的口碑传播源头。

（2）产品围绕患者体验

诊所在打造一款产品的时候，围绕的中心思想只有一点——患者体验，在一项技术没有成熟到提供足够好的患者体验的时候，是绝对不应该拿出来的。这些产品和应用都有一个共同特点：或者不需要手术，或者基本保证无痛感。

（3）价值观的传递

关爱弱势群体、注重我们的居住大环境，让我们的产品可以无处不在，为社区做贡献，这些润物细无声的传递就是我们最强大、最可观的口碑营销了。

比如，环保是口碑营销能达到的最牛的也是最不易让人察觉到的传递。可以在诊所里面安装屏幕播放诊所为周边的社区人群及顾客的口腔问题所做的点点滴滴，强调是我们的产品为他们解决了某些病痛，是我们的产品为让世界更美好做出了自己力所能及的贡献，是我们的诊所免费为这些残障人士提供了免费的口腔医疗体检服务。甚至在我们发展得更大之后可以有更多中高端的镜头，或者和其他会所和政府机构开展一些覆盖面更广的公益项目合作。

其实口碑营销不是独立的，是和企业文化、技术紧密地联系在一起的，是和价值观传递、用户体验等融合在一起的。

☞ 实战工具：赚钱与值钱衡量的三大指标

什么是赚钱？什么是值钱？值钱就是有价值的意思，而赚钱是靠着这个价值来持续赚更多钱的一个可持续发展的过程。那么，什么样的诊所属于有价值并且可以持续盈利的诊所呢？答案是具备赚钱与值钱衡量的三大指标的诊所。那么，赚钱与值钱衡量的三大指标是什么呢？

1. 决定诊所成败的命门不是"细节"

对于不了解商业模式的人来说，诊所持续盈利的命门很神秘，甚至有人认为一个诊所的命门在于细节，从而得出"细节决定成败"的结论。而对于熟悉商业模式系统的人来说，诊所的命门并不神秘，实际上，诊所的命门就是诊所特有的商业模式的核心要素或者薄弱环节。核心要素决定了诊所何以成功，薄弱环节决定了诊所何以失败。

2. 把握好商业模式的核心要素和薄弱环节

商业模式的核心要素和薄弱环节，是每一个诊所院长的基本功和必杀绝技。遗憾的是，由于商业模式系统是一个新生的创新理论，还没有得到广泛的传播，因而成功的诊所院长的系统经营思想大都出于院长自己的摸索和商业禀赋。

针对从某一连锁门诊或专门领域出身的诊所院长而言，如果总是习惯于将复杂系统分割成可以处理的片段来思考，就很难打破传统管理理论熏陶下形成的分割式的思维方式，接受商业模式系统创新理论会遇到很多困难。

3. 通过为特定顾客创造价值以实现诊所价值

通过为特定顾客创造价值以实现诊所价值，即"持续盈利靠模式"模型，如图 4-9 所示。

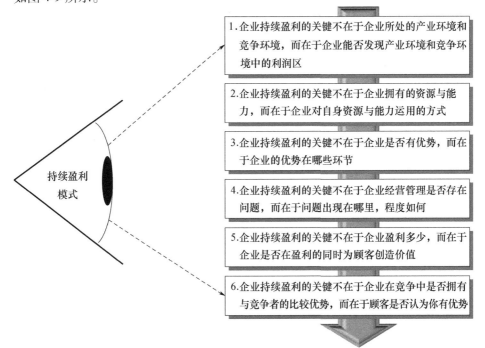

图 4-9　持续盈利模式的模型

4.6 / 门诊是怎么值钱的

门诊要如何才能体现出它的价值呢？首先，我们应该了解整个口腔医疗市场的前景，整个口腔医疗的现状以及进入门槛和限制，比如：对总量的限制、新的口腔门诊设立的不容易、医改推动下的两极化医疗服务和"M 型化的消费"崛起等。

其中，关于"M 型化的消费"，松下企业前任产品企划设计部部长大和田稔认为，新中产阶级并没有消失，只是改变消费形态以及分裂成价值观相反的两个中产阶级社会，新的族群和需求形成 M 型消费。所谓 M 型消费，指的是一方面人们仍旧用便宜的价格，大量购买消耗品、一般商品和耐久消费品；但另一个方面，愿意付昂贵的价钱，购买艺术品和有设计感的一般生活用品。

在未来 5 ~ 10 年，随着 M 型消费前端市场的持续扩大，口腔门诊若要往M 型的前端市场发展，可以加深口腔医疗产品的深度和体验，相对地，M 型的低端市场更加要求物美价廉，将为口腔门诊带来新的开拓市场和产业创新的机会。

当然，在现行医疗法规下，我们必须首先考虑现金流的稳定和人才的输入与输出问题，把握好人和财，诊所才会呈现出一派欣欣向荣的景象，而值钱的诊所不单单包括这些方面，还有八点需要注意，如图 4-10 所示。

1. 诊所定位

你在诊所开业之初要给你的诊所一个精准的定位，所谓精准定位就是要根据你诊所的投入资金、人员配置、地理位置和服务人群来制定一系列的管理措施。

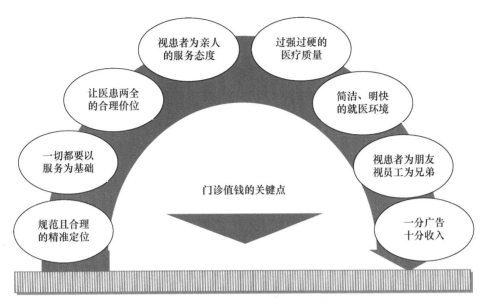

图 4-10　让门诊价值提升的八大关键点

2. 服务宗旨

无论你开什么层次的诊所，服务宗旨是一定要有的，那是你前进道路上的明灯，宗旨一旦定下，你在任何时候都必须不折不扣地去执行，因为那就是你一切行动的准则。比如冠美的服务宗旨："仁爱、精勤、尽责、守信。"再比如："解患者牙痛是我的职责，还患者快乐是我的心愿。"像这样的宗旨看似简单，实则不然，这一句话就要求你不但要心甘情愿地做好自己的本职工作，还要时时地带给患者好心情，不可随自己的个人喜好而行。

3. 合理价位

这个问题不难办，要根据当地的具体情况甚至所属社区具体对待，难办的是你能不能定出来一个合理的价位，能否真正地让利给患者，能否在医患之间确保两全。

4. 服务态度

说起服务态度，笔者想起我们诊所一位合伙人所说的一段话，他说：我们常挂在嘴边的一句话"视病人如亲人"，其实病人没这么高的要求，你不要视他们为亲人了，就视他们为一般的朋友他们就很满足了，你的服务态度就上去了。

5. 医疗质量

无论你是什么档次的口腔医院、牙科诊所，你都要尽自己最大的努力给患者最优的医疗服务，特别是质量服务，不然的话，你的麻烦会不断地找上门来，所以说：我们在任何情况下都要视医疗质量如自己的生命。

6. 环境美化

美的环境能给患者带来赏心悦目的感觉，某种程度上能提高患者对医者的信任度，所以不可掉以轻心。医疗门诊的环境以简洁、明快、大方为主，候诊区应轻松愉悦，就诊区应庄严整洁，无菌区、有菌区应有明显标志，物品摆放有序，色调应以暖色为主。

这里需要重点提及的是医疗观光项目，在口腔门诊逐渐走上国际化的道路时，不论是何种科别，我们都应该注重患者的切身体验，在患者停留在诊所的时间里，提供尽善尽美的医疗服务。发展医疗观光的核心在于：如何运用语言、明确目标的市场需求、完善医疗器械的配置、提供满意的医疗服务、万全的医疗服务团队和及时有效的术后照顾及人文关怀，比如，冠美的"进出门六步""五官行销""七次预约"等。

7. 以人为本

以人为本要做到视患者如朋友、亲人，视员工如兄弟姐妹。

8. 广告推销

你想让一个门诊的业务和流水很快地滚动起来，各种形式的宣传肯定是不可或缺的，俗话说，"一份广告投入、十分收获"。

4.7
值钱的企业运营值钱的门诊

一个值钱的企业才能运营起来一个值钱的门诊，什么样的企业才是一个值钱的企业呢？成就一家值钱的企业包括五大步骤，如图 4-11 所示。

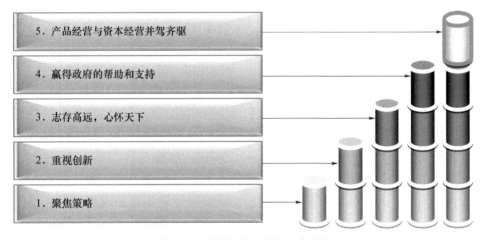

| 5. 产品经营与资本经营并驾齐驱 |
| 4. 赢得政府的帮助和支持 |
| 3. 志存高远，心怀天下 |
| 2. 重视创新 |
| 1. 聚焦策略 |

图 4-11　成就值钱企业的五大步骤

1. 聚焦策略

我们的知识、精力、资源非常有限，所以，我们必须专注和聚焦。各行各业都有自己的游戏规则，都面临不同的客户，只有专注和聚焦，才能做得更好。在有可支配的资源时，我们是聚焦于口腔医疗这个圈子，从全科逐步聚焦专注或者更细地聚焦于中老年牙科、儿童牙科等，聚焦让我们更为专业，更有战斗力。

2. 重视创新

只有重视创新，在管理上创新、在技术上创新、在人才培养和使用上不断创新，做大量扎实有效的工作、亮点突出，企业才有活力，才能激发员工的积极性和主动性。企业员工和门诊的医护人员始终保持昂扬向上的精神状态，立足现状、攻坚克难、创新实干，确保诊所"有特点、有亮点、有成绩、有牌子"。

3. 志存高远，心怀天下

如果只是把追求利润看成唯一目标，这样的诊所是做不大的，只有心怀天下，志存高远，诊所才能做大做强。对于门诊主管和门诊主任来说，志存高远，就是要有梦想，要有目标，要有思路和想法。一个口腔门诊就是一个小型的医院，所以我们每个从业者都要有一份社会责任感，只有那些有社会责任感的门诊，才能得到更好的发展，也只有那些有社会责任感的门诊，才能更好地做大做强。

志存高远，但路在脚下。我们有了一个好的目标，更需要我们脚踏实地地去做，即要有执行力，只有这样，我们才能实现我们将门诊做大做强的目标。

4. 赢得政府的帮助和支持

一个企业的生存和发展，离不开政府的理解和支持。政府政策是影响每个企业发展的重要外部环境因素，从企业发展战略的制定到产品销售策略的各个环节都受到政府政策的影响。因为，政府是市场准入的决定者，是资源的最大拥有者，是社会资源的调动者，是价格的制定者，是市场规则的制定者，是市场运行的监督者。在口腔医疗领域，政府的这种作用更加明显。

5. 产品经营与资本经营并驾齐驱

产品经营以提高产品的质量、降低产品的成本、扩大市场份额、增强产品竞争力为基础获得最大的盈利。通俗地讲，产品经营就是将产品很好地推向市场，占有更大的市场份额，形成优势品牌。

而更加切实有效的营销策划不仅包含着有偿服务，同时也应该包含无偿服务。所谓的有偿就是基础项目外的特色项目，而无偿就是我们通常指代的社区式免费医疗服务。我们要通过更加低廉且切实可行的免费服务为未来的有偿服务提供更加通畅的渠道。

口腔医疗门诊一般只注重产品经营而往往忽略资本经营，我们不能将资本经营简单理解为只是一系列的资本运作，其实资本经营是一种制度创新，是管理创新。通过资本经营不仅能引入足够的资金用于新产品的开发、生产设备的改进和产品的市场推广，更为重要的是，通过资本经营，还可以引进战略合作伙伴，可以为诊所注入新活力，有效地推进公司上市，并促进企业加强内部管理。

4.8 门诊持续高流水的指标

诊所能够与之产生流水的最直接的渠道就是客户，而消费产生的凭据就是客户的消费记录，消费记录是指客户在一段时间内与门诊发生的消费项目清单，也就是一个诊所持续赚钱的能力。而高流水指的是，当别的诊所一个月只有几万元或者十几万元的进账时，你的诊所可以达到几十万元甚至上百万元，那么我们就说你的诊所拥有高流水的潜质，你就容易被投资者看好。但问题是，光有高流水不行，你确实一个月进账上百万元，但你一个月会花掉八十万元甚至更高，那么你的毛利就会变得还不如你的对手了。

如何有效开拓你的进账能力而又可以规避不必要的支出呢？这就需要掌握门诊持续高流水的两大关键，如图 4-12 所示。

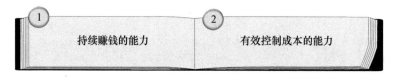

图 4-12　门诊持续高流水的两大关键

1. 持续赚钱的能力

每个诊所或者说每个企业存在的最根本的价值只有三点，那就是：

（1）赚钱；

（2）持续赚钱；

（3）持续赚更多的钱。

一个诊所要如何才能赚钱呢？最重要的就是：掌握稀缺资源！

这里的稀缺资源其实就是所谓的患者需求。很多时候揣摩不出来的患者需求，换个角度从外部环境的变化去推演，反而会更简单。

对稀缺资源的推演，更有利于判断医疗团队和院长的能力是否适合做事情。

在外部资源持续不断地发展的现在，你所掌握的稀缺资源很有可能会被随时取代。这就是我们总说的颠覆式创新的情况。由于颠覆式创新，传统的巨头会突然变得一文不值。

所以，要持续赚钱，重要的是要有壁垒，能持久地掌握稀缺资源，如图 4-13 所示。

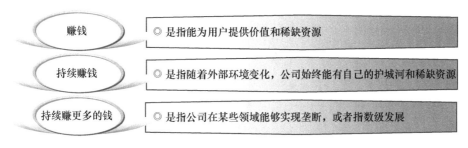

赚钱	◎ 是指能为用户提供价值和稀缺资源
持续赚钱	◎ 是指随着外部环境变化，公司始终能有自己的护城河和稀缺资源
持续赚更多的钱	◎ 是指公司在某些领域能够实现垄断，或者指数级发展

图 4-13　门诊持续赚钱的三大要点

2. 有效控制成本的能力

（1）目标成本管理

目标成本法是一种以市场为主、以患者需求为导向，在产品规划、设计阶段就着手努力，运用价值工程，进行功能成本分析，达到不断降低成本、增强竞争能力的成本管理方法。

（2）作业成本管理

作业成本法，又称为作业成本计算方法或作业量基准成本计算方法，是以作业为核心，确认和计量耗用诊所资源的所有作业，将耗用的资源成本准确地计入作业，然后选择成本动因，将所有作业成本分配给成本计算对象（产品或服务）的一种成本计算方法。

作业成本法的指导思想是"成本对象消耗作业，作业消耗资源"。作业成本法把直接成本和间接成本（包括期间费用）作为产品（服务）消耗作业的成本同等地对待，拓宽了成本的计算范围，使计算出来的产品（服务）成本更准确真实。

作业是成本计算的核心和基本对象，产品成本或服务成本是全部作业的成本总和，是实际耗用诊所资源成本的终结。

（3）责任成本控制

责任成本是指特定的责任中心（如某一门诊、部门或个人）在其所承担的责任范围内所发生的各种耗费。从实质上来说，责任成本制度是诊所内部的一种管理制度。具体说，就是要按照诊所具体的经营组织系统，建立责任成本中心，按成本责任的归属进行成本信息的归集、控制和考核，从而将经济责任落实到各门诊、各部门和具体执行医生。

（4）标准成本控制

标准成本法，亦称标准成本系统、标准成本会计，是指围绕标准成本的相关指标而设计的，将成本的前馈控制、反馈控制及核算功能有机结合而形成的一种成本控制系统，是诊所成本管理中应用最为普遍和有效的一种控制手段。

☞ 延伸阅读：门诊竞争 SWOT 深度分析

SWOT 分析法，也称为优劣势分析法，是美国管理学家和经济学家阿尔伯特·汉姆费雷（Albert S. Humphrey，1926～2005）在 20 世纪 80 年代提出的，是把一个组织的内外环境中存在的优势、劣势、机遇和危机结合起来综合分析。它用来确定诊所自身的竞争优势、竞争劣势、机会和威胁，从而将诊所的战略与诊所的内部资源、外部环境有机地整合。将调查得出的各种因素根据轻重缓急或影响程度等排序方式，构造 SWOT 矩阵，如图 4-14 所示。

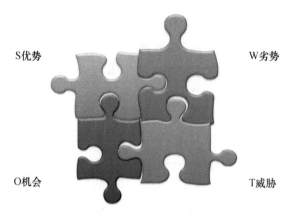

图 4-14　SWOT 的基本内部结构

其中，S 代表优势 strengths，W 代表劣势 weaknesses，O 代表机会 opportunities，T 代表威胁 threats。

Strengths 是诊所的内部因素，包括有利的竞争态势、充足的财政来源、良好的诊所形象、技术力量、规模经济、医疗质量、市场份额、成本优势、广告攻势等。

Weaknesses 也是诊所的内部因素，包括设备老化、管理混乱、缺少关键技术、研究开发落后、资金短缺、经营不善等。

Opportunities 是诊所的外部因素，包括新产品、新市场、新需求、外国市场壁垒解除、竞争对手失误等。

Threats 也是诊所的外部因素，包括新的竞争对手、替代产品项目增多、市场紧缩、行业政策不稳、经济衰退、患者偏好改变、突发事件等。

运用 SWOT 分析法基本思路应该是：参考过去，立足当下，着眼未来。发挥优势因素，克服和改良弱势因素，充分利用机会因素和避免与化解威胁因素。

通过 SWOT 分析，诊所可以把资源和行动聚集在自己的强项和有最多机会的地方，比较有效地发挥自身的资源。那么，如何运用 SWOT 方法进行门诊竞争的分析？运用 SWOT 分析法的三个要点，如图 4-15 所示。

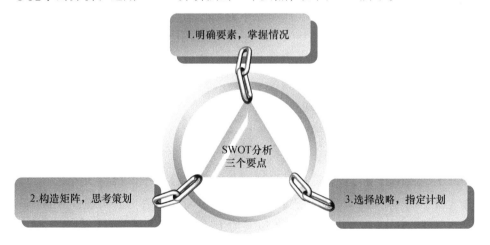

图 4-15　运用 SWOT 分析法的三个要点

1. 明确要素，掌握情况

在使用 SWOT 方法分析诊所之前，我们先要对诊所的现有基本情况做到心中有数。而这就要求我们梳理并确认与诊所相关的要素，并以此为基点拓展到诊所的方方面面，以求较为全面地掌握诊所的内、外部情况。

2. 构造矩阵，思考策略

明确要素只是进行 SWOT 分析的一个基础性工作，接下来我们要对各要素进行整合，考察诊所内部有哪些优势和劣势，诊所外部又存在着哪些机会和威胁。我们从优势、劣势、机会和威胁四个维度来分析每个要素，分别列入表格中，建构 SWOT 矩阵，逐一进行交叉分析，从而寻求最佳的对策，确定行动方案。

从排列组合来看，我们可以看到有 SO、ST、WO 和 WT 四种不重复的战略，对这四种战略的具体理解，如表 4-1 所示。

表 4-1　SWOT 分析的四种典型战略

SO 战略	主要分析优势因素和机会因素，是最大限度地利用优势和机会，充分发挥积极因素的发展战略	ST 战略	是把内部的优势因素与外部的威胁因素相结合，在进行分析的同时注意趋利避害，力求充分利用优势因素，对威胁因素加强监视，使其减小甚至避免的战略
WO 战略	对于内部的劣势因素尽可能地改善，抓住外部的机会因素使其发挥最有利影响的战略	WT 战略	是一种防御型的战略，正确对待内部的劣势和外部的威胁因素，以求使其影响达到最小的战略

在构造矩阵时，我们要注意将那些对诊所发展有直接的、重要的、迫切的影响因素优先排列出来，将那些间接的、次要的、可缓的影响因素排列在后面。这样，影响因素的轻重缓急就一目了然，便于决策者思考制订相应的战略。

3. 选择战略，制订计划

依据前面对诊所影响因素的交叉罗列和战略思考，我们要对这些可能的战略进行综合分析和判断，决定哪些战略是切实可行的。分析时，我们还要注意实施战略的可行性、适实性和接受性。可行性是指诊所在执行能力、实施经费上是否可行；适实性是指战略的实施是否适合目标的实现；接受性则是指战略实施时，诊所员工、医生以及护士、患者等的接受程度高低。

在对战略进行可行性、适实性和接受性的分析后，我们可以最终选择出适合自己诊所的发展战略，制订切实可行的行动计划。

第5章

掌控：粉丝经济再生循环系统

百思特运营哲学：经营门诊利润在于经营门诊客户向用户的转变，客户是一次性消费的结果，用户是重复交易到习惯性交易的多次关系的循环。

前台："我们运用ABC客户分类分析法，将客户分为三类，A级客户：其累计的总金额在60%以内，每月微信回访3次。"

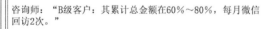

咨询师："B级客户：其累计总金额在60%～80%，每月微信回访2次。"

护士："C级客户：其累计总金额在80%～100%，每月微信回访1次。"

门诊主管："一般B级客户之中，财力稳、富冲劲、有潜力的客户，应好好栽培，不断通过游戏、活动形成黏性，使之成为A级客户。"

"粉丝经济"是基于粉丝和被关注者关系之上的经营性创收行为。

"粉丝经济再生循环系统"是基于指粉丝经济在发展到一定阶段之后能够自我运作的客群经济，是粉丝经济产生的价值之一。客户是单次交易，一次性关系的结果。用户是重复交易到习惯性交易的多次关系的循环，简称再生。经营门诊利润在于客户向用户的转变，也就是说，经营门诊不是仅有自己的粉丝，不是仅仅停留在粉丝这个层面，而是将客户变成用户，将用户变成粉丝，粉丝成为朋友的时候才形成了真正意义上的再生循环系统。

"客群再生"的核心在于客户向用户的转变，才能形成群体推动的转变。所谓"再生"，其实就是复制、裂变的一个过程。赚钱是当下利益的体现，不一定能长久，值钱是未来长期结果的呈现，越来越好。客群再生是从经营的角度出发，让门诊从赚钱到值钱的转变。

口腔门诊客群再生循环系统的流程，共分为客群对应、数据分析、精准客户、挖掘需求、客群意识、客户细分六个方面。

5.1 / 客群资源对应口腔门诊

对于口腔门诊经营者们来说，客群再生的价值就是要建立正确的转介绍模型，建立自己的主项传播点，将客户变成边缘性员工，在客户群和员工群内形成内循环作用力，让客群变成门诊主体，形成价值持续传播效益。口腔门诊客群再生的价值可以总结为以下三个方面，如图5-1所示。

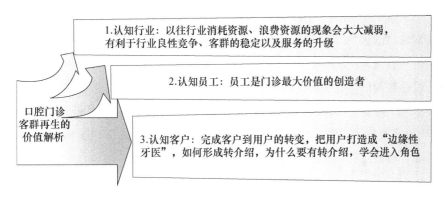

图 5-1　口腔门诊客群再生的三大价值点

在门诊运营一定阶段后，就有必要锁定精准的门诊目标客群，对应门诊客群资源。只有对应门诊客群资源，每一个营销项目都能够直击目标，才意味着可以快速界定利润战场。

这里的客群资源，具体是说拉新过程中的潜在用户。什么是潜在用户？潜在用户是目前没有发生门诊行为，但是很有可能发展成为门诊新用户的群体。要圈定这一类群体作为门诊拉新人群进行对应，应具备两个条件，如图5-2所示。

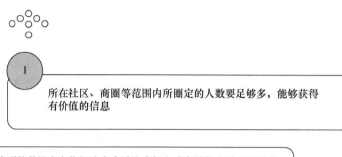

图 5-2　对应潜在客群应必备的条件

事实上，经过实际操作检验，我们可以按照下述六个步骤进行操作，实现客群资源向门诊新用户再向某个医生粉丝的转化。

1. 市场层面定位

一家诊所想要在一个区域市场里长期发展，其所积累的客群资源将成为其在本地区的独特竞争优势。因此，客群资源的定位与对应就决定了门诊发展是否具有先天优势。

目标客群的定位是以口腔门诊市场定位为前提的，要确定目标客户群首先要从三个层面上来考量市场定位，如图 5-3 中所示"门诊能力能达到的""市场所需要的""竞争对手不足的"三个层面，寻找这三个层面的交叉地带是目标客户群定位的前提。

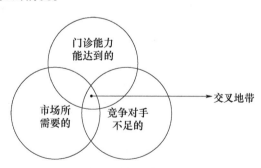

图 5-3　目标客群市场定位的交叉地带

2. 客群属性对应

在市场对应的前提下，口腔门诊在地域上确定展开推广的区域时，如何让目标客户群浮出水面，就要进行客群属性分析。客群属性分析的步骤是"先内后外"：首先，要确定预想的客户群的人文特点；其次，要描述客户群的内在心理需求；最后，要描述客户的外在行为特征。客群属性分析及内容如下图5-4所示。

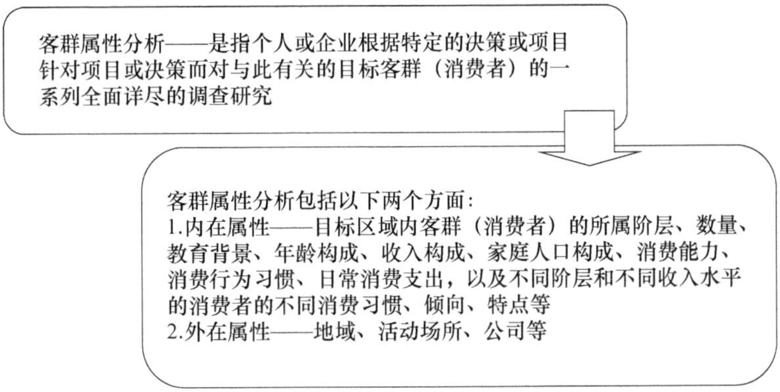

客群属性分析——是指个人或企业根据特定的决策或项目针对项目或决策而对与此有关的目标客群（消费者）的一系列全面详尽的调查研究

客群属性分析包括以下两个方面：
1.内在属性——目标区域内客群（消费者）的所属阶层、数量、教育背景、年龄构成、收入构成、家庭人口构成、消费能力、消费行为习惯、日常消费支出，以及不同阶层和不同收入水平的消费者的不同消费习惯、倾向、特点等
2.外在属性——地域、活动场所、公司等

图 5-4　客群属性分析及内容

这一步只是初步界定，可以假设这个诊疗项目还没开发出来，先划出这么一类人群，然后，再根据这类人群来开发诊疗项目。

（1）客户内在属性，根据有针对性的诊疗项目，比如说针对某一个年龄层群体，他必须要有兴趣偏好，把这些基础判断写出来。

（2）客户外在属性，可以通过过去消费的客户地域进行分类归纳，找出主要消费这一类诊疗项目的片区，可以直接锁定用户常驻的区域开发这一类项目。

其中，针对已经成交的客户和针对竞争对手客户这两类人群的客群属性分析，可以总结如下：

（1）针对已经成交的客户：首先，挑选出范例客户，进行分析，从中提取客户的共性特征，比如年纪、喜好、消费历史、活动场所等。

（2）针对竞争对手客户：可以分析竞争对手的客户组成，客单价、客户特点，综合自己企业的细分市场与客户特点，列出自己的客户特征和自己的核心优势（品牌定位）。

3. 客群购买力对应

客户必须具备购买得起相应诊疗项目的能力，否则带来的客户可能是不停浪费你的时间跟你讨价还价。购买力怎么区分？可以通过客群在门诊消费额（平均消费水平）以及是否高额消费来界定。

4. 客群的消费轨迹和消费历史对应

想要知道客户接下来消费什么，就要看客户最近消费了什么，以及正在消费什么。这就是指行为轨迹，即是指每天梳理发生的事情的规律。客群行为轨迹逻辑如图 5-5 所示。

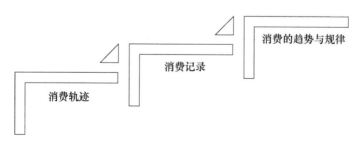

图 5-5　客群行为轨迹逻辑图

客户的每一次消费之间都有相互的联系，而不是孤立的。通过分析客户最近消费了什么以及正在消费什么，可以初步地推断出客户接下来要消费的诊疗项目。换句话说，我只要知道他消费 A 项目前还消费了哪些相关联的 B 项目，我就已经知道客户在哪些门诊手里了。然后罗列出客户可能购买的相关联项目，并对应找出我们想要的客户。

这就是锁定客户购买轨迹：他消费过与你门诊项目同类的项目、相关联的项目、互补的项目，以及是否消费过你的竞争对手的项目。

5. 需求针对性和紧迫性对应

门诊客户需求是定位、锁定客群的关键。认可你的诊疗项目的客户不一定会消费，只有有需求的客户才会消费。

需求紧迫性代表客户正在准备消费。如一个牙疼的客户，他对看牙具有迫切需求。如何判断这个客户的需求？主要包括客户的消费历史和客户关注的焦点两个方面。

6. 消费次数对应

消费次数越高，代表客户价值越大。关注高消费低频次、低消费高频次的客户，更容易成交。

5.2 群量大数据分析与转化

通过上一节的深入分析，已经可以对应出这一类客群资源及其数据，但是为了让这些客户认可诊疗项目所带来的价值，就要进行市场聚焦，尤其是通过群量大数据分析与转化，聚焦最容易产生效益的人群，然后再进行市场细分，切割出一片口腔门诊能够专注的市场，获得绝对的竞争优势。

1. 客户群大数据分析

首先，进行用户相关数据的分类。引入一种重要的分类思想：封闭性的分类方式。如，世界上分为两种人：一种是看牙医的人，另一种是不看牙医的人；客户分三类：高价值客户，中价值客户，低价值客户；产品生命周期分为投入期、成长期、成熟期、衰退期……所有的子分类将构成类目空间的全部集合。

用户数据可以划分为静态信息数据、动态信息数据两大类。具体内容如图 5-6 所示。

静态信息数据指的是用户相对稳定的信息，主要包括人口属性、商业属性等方面数据。这类信息，自成标签，如果门诊有真实信息则无须过多建模预测，更多地进行数据清洗工作即可。

动态信息数据指的是用户不断变化的行为信息。广义上讲，一个用户来到门诊，接受了门诊服务，与该用户晚上去公园、白天订了一次餐等等，一样都是用户行为。当行为集中到门诊服务，用户行为就会聚焦很多，来门诊咨询，参与打折满减活动等均可看作门诊用户行为。

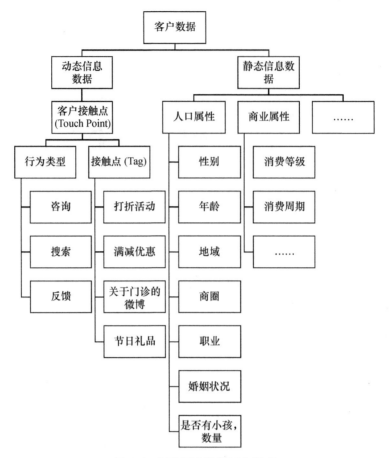

图 5-6　门诊用户数据两大类型

2. 客户群数据分析技术

（1）客群数据聚类技术

客户群聚类是客户群分析应用的重要基础，它的精度和效率直接影响到其他分析问题的求解，比如"K—均值聚类算法"，如何能在保证高精度、高效率特点的条件下，针对不同目标变量（或函数，表示按不同标准进行客户分割）进行快速准确的客户聚类。通过对客户的现有价值和潜在价值进行分析，对客户进行细分。

聚类分析，是指通过数据挖掘技术中的一种重要的方法用于大量客户群的细分。依据不同特征将客户分群后，就可以为每一个群开发独立的预测模型，并根据每一个群的不同特点进行分析，从而提供差异化服务或产品。

（2）客户群特征提取技术

客户群特性提取也是精准客户群分析应用的重要基础，其中的关键技术是如何将子空间聚类的结果结合到关联规则挖掘算法中，使子空间聚类结果作为有效的约束条件加快关联规则发现的速度，同时也提高挖掘出的有效规则的比例。

其中，关联规则挖掘就是在海量的数据中发现数据项之间的关系，是数据挖掘的主要研究内容，而频繁项目集的发现是关联规则挖掘的核心问题。

3. 客户群数据分析与转化流程

数据解析客群，也就是从消费时间、项目、次数、金额等行为数据，来评价客群所具有的价值，这是有一定服务量的门诊的进阶式数据分析方法。

举例来看，如图 5-7 所示，"牙齿美白"类目的成交数据，包括项目标价分布和客单价分布之间的对比。一个月内，项目的成交标价分布最多区间是 4 个项目，而成交人数的客单价（客户累计消费金额）分布最多的区间是 3000～4000 元，就可算出平均一个客户会消费 1000 元。

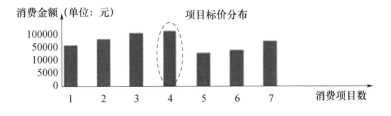

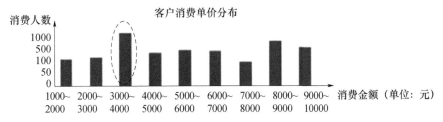

图 5-7　项目标价分布和客单价分布图

接下来，看客户的消费频次分布：在某时期内消费的客户数量占 8 成，我们可得出大致的结论：一般进行"牙齿美白"的客户通常在 6 个月内消费 1 次，而且每次消费平均在 1000 元。因此搭配消费、组合消费时推出"满 1000

元减×××"活动，或者关联其他不同类型的美白方式，最符合客户消费特性。大多数客户每次消费平均在 1000 元。促销活动不偏离太多，客户在潜意识里就更容易接受门诊的服务项目。

我们更换一个项目查看，比如费用高于 10000 元的某项种植牙项目，可以看到来访和成交的高峰时段都在周末。揣测客户的购买常理就可以得到答案，那就是一般高额消费项目都以家庭为单位，不是下单者一人做出决策。所以，掌握不同类目客户的消费习惯，调整推广时段，对提升整个门诊的转化率有很好的效果。

客户数据中其他的重要维度，包括性别、年龄、地域分布，决定了消费群体的人口统计属性。数据分析不仅可以查看人口统计数据，还可以查看某个项目以及客户属性数据。比如，A 公司的员工青睐牙齿美白项目；B 公司员工更青睐牙齿修复项目。而偏爱牙齿美白项目的人群所在的 A 公司在 a 城市，更青睐牙齿修复项目的人群所在的 B 公司在 b 城市。可见，地域的差异性也是非常大的。

5.3 | 客户认知有效、聚焦、精准

通过前面基础的资源和数据分析，已经可以精准划出这一类人群，但是为了让这些客户认可产品所带来的价值，就要进行市场聚焦，并且聚焦在最容易产生效益的这一类人群，进行市场细分，切割出一片我们能够专注的市场，获得绝对的竞争优势。比如，专注儿童的口腔健康，或者专注老年人的口腔健康等。通过市场细分，把力量聚焦一点，快速打开市场突破口。

1. 聚焦客户细分市场

客户细分理论的依据，在于顾客需求的异质性和企业需要在有限资源的基础上进行有效的市场竞争，也就是指企业在明确的战略业务模式和特定的市场中，根据客户的属性、行为、需求、偏好以及价值等因素对客户进行分类，并提供有针对性的产品、服务和销售模式。市场细分的内容如图5-8所示。

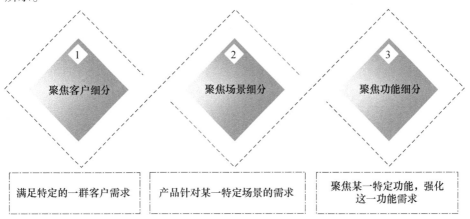

图 5-8　市场细分聚焦的内容

客户细分从数据挖掘角度来讲分为事前与事后两个阶段,事前数据挖掘预测目标值根据历史数据,而事后数据挖掘发现未知领域或不确定目标。事前的算法,一般包括决策树、Logit 回归;事后的算法,一般包括聚类分析、对应分析等。

事前分类技术思路,如图5-9中的"①",常用在客户流失模型、营销响应模型中,其实就是依据历史数据定义好客户类型,再对未发生的进行预测,打上预测客户标签。

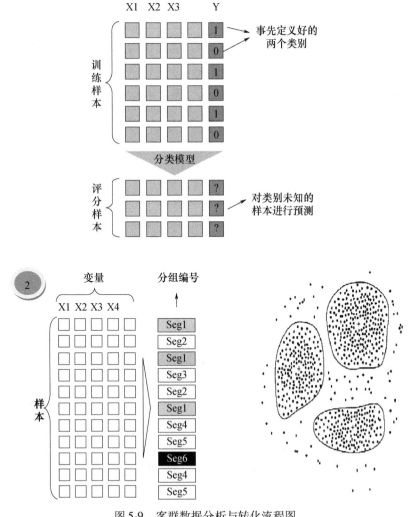

图5-9 客群数据分析与转化流程图

事后的分类，如图 5-9 中的"②"，就是不知道如何分，只知道要重点考虑细分的多个维度，那么，在应用事后细分模型之后，模型会对每个样本 OR 客户（Case）打上类别标签，这样就可以通过这个标签来看客户的性别差异、年龄差异、收入差异等，迅速找到目标客户。

2. 客户认知精准流程

第一步，精准梳理口腔门诊的客户特征。一般客户的需求主要是由其社会地位和经济背景决定的，因此，对客户的特征精准梳理，也即是对其社会地位和经济背景所关联的要素进行精准定位。

根据客户心理、经济收入等因素精准梳理的客群需求，如表 5-1 所示。

表 5-1 根据客户特征定位口腔门诊的精准客户

人群	需求
85 后、90 后父母	为孩子寻求口腔健康护理或治疗
女性白领	牙齿白变美丽
年龄偏大的高净值人群	种植牙

第二步，精准定位口腔门诊客户价值区间。不同客户给企业带来的价值并不相同，有的客户转化为用户可以连续不断地为企业创造价值和利益，因此，企业需要为不同客户规定不同的价值。在经过基本特征的细分之后，需要对客户进行高价值到低价值的区间分隔（例如大客户、重要客户、普通客户、小客户等），以便根据 20% 的客户为项目带来 80% 的利润的原理，重点锁定高价值客户。客户价值区间的变量包括：客户响应力、客户销售收入、客户利润贡献、忠诚度、转介绍成交量等。

第三步，精准挖掘口腔门诊客户共同的需求。围绕客户细分和客户价值区隔，选定最有价值的客户进行细分，作为目标精准客户，提炼它们的共同需求。然后，再以客户需求为导向精确定义企业的业务流程，为精准的客户市场提供差异化的营销组合。

第四步，选择精准的聚类技术。常用的聚类方法有 K-means、神经网络等，企业可以根据不同的数据情况和需要，选择不同聚类算法来进行客户细分。同时，将收集到的原始数据转换成相应的数据模型所支持的格式，这个过程称为数据初始化和预处理。

第五步，评估精准结果。在对客户群进行精准定位之后，结果或者说效果如何，应该通过一些测试来检验，就规则而言，一般包括四点，如图 5-10 所示。

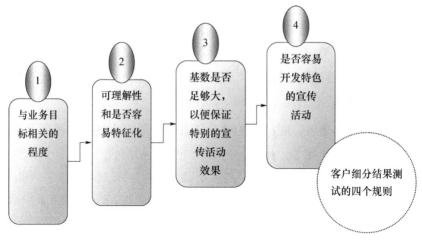

图 5-10　客户细分结果测试规则

☞ 模型分析：客户画像的绘制与应用

客户画像（User Profile），即是指客户信息标签化，主要通过人工制定标签规则，并能够通过标签快速读出其中的信息，方便做机器标签提取、聚合分析。

1. 客户画像重要性——在口腔门诊的实践

从口腔门诊角度看，就是根据收集到客户的信息和行为，可以用一些标签把他们描绘出来，描述的标签就是客户画像。大数据使得门诊能够通过互联网便利地获取客户更为广泛的反馈信息，为进一步精准、快速地分析客户行为习惯、消费习惯等重要商业信息，提供了足够的数据基础。客户画像，完美地抽象出一个客户的信息全貌，可以看作门诊应用大数据的根基。

（1）客户画像应用于口腔门诊精准定位客户的重要性

客户画像首先是为了让人能够理解并且方便计算机处理，例如，可以做分类统计：喜欢美白牙齿的客户有多少？喜欢美白牙齿的人群中，男、女比例是多少？其次，客户画像也可以做数据挖掘工作：利用关联规则计算，喜欢美白牙齿的人通常喜欢什么手机品牌？

然后，客户画像还可以利用聚类算法分析，喜欢美白牙齿的人年龄段分布情况是怎样？

（2）口腔门诊客户画像的构建

根据上一节通过大数据收集客户的信息，我们就可以开始给客户打标签了。客户标签，是一种用于描述客户信息朴素、简洁的方法。门诊客户画像标签体系如图 5-11 所示。

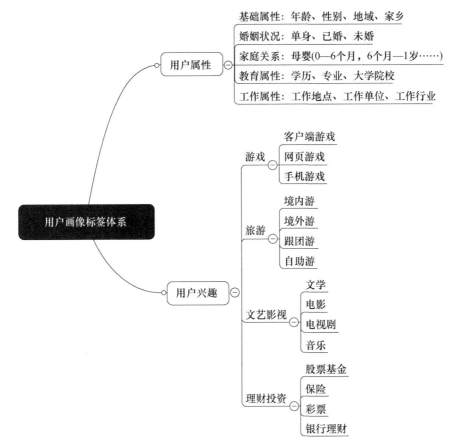

图 5-11　口腔门诊客户画像标签体系

这些标签包括两种。一种是确定的标签，比如用户属性，包括客户的年龄、性别、婚姻状况、家庭关系、教育和工作等，以及每次来诊所的记录中包括的客户购买或者收藏了某个门诊服务项目，留下的客户地址和手机号码。另一种是猜测的标签，比如用户兴趣，包括爱好的游戏、旅游的形式、文艺影视爱好、理财投资取向等，即用户兴趣可能对口腔医疗产生的影响。另外还有很多模型，如潜在门诊客户模型、客户价值模型等。

一个标签通常是人为规定的高度精炼的特征标识,如年龄段标签:25～35岁,地域标签:北京。标签呈现出两个重要特征:一是语义化,他人能很方便地理解每个标签含义。这也使得客户画像模型具备实际意义,能够较好地满足探索客户的需求,如判断客户偏好。二是短文本,每个标签通常只表示一种含义,标签本身无须再做过多文本分析等预处理工作,这为利用机器提取标准化信息提供了便利。

2. 应用大数据聚焦客户——客户画像的绘制

(1)口腔门诊客户画像的绘制目标分析

客户画像的目标是通过分析客户行为,最终为每个客户打上标签,以及确定该标签的权重。

其中,标签表达了内容,客户对该内容有兴趣、偏好、需求等。

权重表达了指数,客户的兴趣、偏好指数,也可能表达客户的需求度,可以简单地理解为可信度、概率。例如,美白牙齿0.8、种植牙齿0.6。

(2)根据口腔门诊客户行为,构建数据模型产出标签和权重

一个事件模型包括时间、地点、人物三个要素。每一次客户行为本质上是一次随机事件,可以详细描述为图5-12。

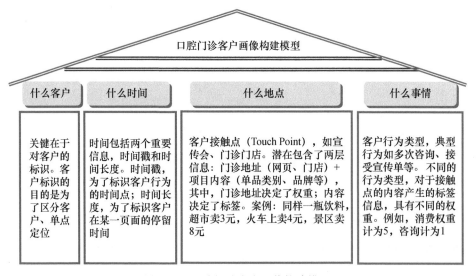

图 5-12 口腔门诊客户画像构建模型

综合上述分析可知,口腔门诊客户画像的数据模型,可以概括为下面的公式:口腔门诊客户标识 + 时间 + 行为类型 + 接触点(门诊地址 + 内容),即

某客户因为在什么时间、什么地点、做了什么事，当客户上述行为多次反复就是用户，即可以为其打上某项标签。

上述模型具体的权重值需要根据业务需求二次建模，这里强调的是如何从整体思考，去构建客户画像模型，进而能够逐步细化模型。

3. 应用场景设计和宣传——客户画像的应用

应用场景一——按需设计：改变原有的先设计、再推广的传统模式，在口腔门诊研发新项目前，先基于项目期望定位，在客户画像平台中分析该客户群体的偏好，有针对性地设计项目，从而改变原先新项目高失败率的窘境，增强推广表现。比如，面向 28 ~ 35 岁的年轻男性，通过在平台中进行分析，发现类型 = "美白牙齿"、价格区间 = "中等"的偏好比重最大，那么，这就给新项目的设计提供了非常客观有效的决策依据。

应用场景二——精准宣传：针对已有产品，寻找所偏好的精准人群分类，以及这些人群在信息渠道和推广渠道上的分布比例，来决定广告投放和活动开展的位置、内容等，实现精准宣传。

5.4 客群需求点，聚焦才能开发

如何把技术和服务卖给有需求的客户，这是聚集口腔门诊的最终目的。那么，客户到底需要什么？如何聚焦客户需求点呢？聚焦客群需求点需要做到以下四大关键点：分析客户需求来源，深度挖掘需求本质；分析目标客户群；分析服务的使用场景；服务需求评审确定可行性。

1. 分析客户需求来源，深度挖掘需求本质

从马斯洛需求层次理论出发，结合客户多元化需求，概括出客群需求链模型，如图 5-13 所示。

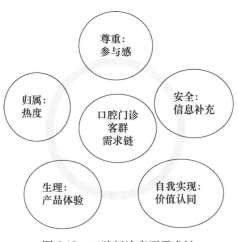

图 5-13　口腔门诊客群需求链

需求最初是人们对于某种东西感到缺失时所产生的一种心理状态，当这种心理状态达到一定程度时，自然而然地想要去获得某种东西以满足这种心理状态，这个时候心理的欲望有明确的指向性和选择性，当在现有环境中无法获取这种明确的指向性来满足这种心理状态时，就会向产品提出这种需求。

从中可以看出口腔门诊客户需求的产生有三个步骤，如图 5-14 所示：

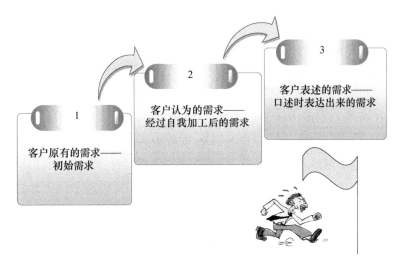

图 5-14　客户需求产生的三个步骤

对于提出解决方案的客户，如果我们跟其反复交流，多问"为什么"，还是可以挖掘到用户深层的、本质的需求，因为解决方案不等于具体方法，我们还是要挖掘背后的原因，尝试去探索是否有更好的处理措施。

2. 分析目标客户群

每项口腔门诊服务项目都有其特定的使用人群，按照其重要程度可以分成门诊核心客户、门诊次级客户、门诊边缘客户。按照行业发展规律，门诊核心客户是各个服务项目的主要客户，这些客户需求应该得到重点满足。

那么，为什么分析门诊客户需求时要去判定所属的目标客户群呢？因为，一方面，明确门诊目标人群可以使你更专注于服务某一类特定人群，提升这类人群的满意度，你的门诊服务项目也更容易获得成功；另一方面，目标客户的环境和使用场景更符合产品定位。

举个例子，某个门诊的种牙服务，除了少量年轻人的需求外：

核心客户（70%）：是 60 岁以上老年人

次级客户（20%）：是 40～50 岁的人

边缘客户（5%）：是 30～40 岁的人

在这种情况下，门诊运营者应该更专注于 60 岁以上老年人客户提出的需求，一是通过目标客户提出的需求不断去了解目标客户真实的服务需求，将自身融入到他们的环境中；二是这部分人群对门诊更有商业价值，符合门诊的服务定位。

当然，也不能说次级客户或者边缘客户提出的需求我们就不去思考，有可能他们提出的需求是门诊服务项目核心功能所欠缺的，不可一概而论。

3. 分析服务的使用场景

大部分时候，口腔门诊客户的需求并非是一直存在的，只有当某一场景出现时才有这个需求。同样，在门诊客户需求挖掘的过程中，我们会从客户的描述中获取他所谓的使用场景，通过该场景我们可以清晰地了解客户是在"什么环境下"想要干什么。

举例说明，小李拍婚纱照前有美白牙齿的需求。

他的使用场景是在"拍婚纱照前"，这时候就可以通过目标客户群的特征、行为习惯来判定当前场景是否靠谱、是否普遍存在、在整个服务过程中什么时候会促发这个场景。但是，对于其他客户来说，也会为了拍婚纱照去美白牙齿吗？不一定。

客户所提供的使用场景是根据自身条件和环境所产生的，我们在分析其使用场景过程中要去判定该场景的促发条件，这个条件在现有服务中是否经常是高频的。如果拍婚纱照前都去美白牙齿，那么，诊所就可以和婚纱摄影店合作，或者分析促发这个条件所需的代价有哪些，等等。

4. 服务需求评审确定可行性

因为口腔门诊服务不仅是要其他环节配合才能实现的，还需要各环节一起对客户需求可行性进行评估，如果觉得有不合适的，可以根据意见对分析的需求进行调整，直至觉得合理为止。

5.5
客户价值，形成客群意识

很多时候，口腔门诊在估算可以投入的成本时，客户价值才是更准确的衡量标准。所以，在进行运营效果评价时，运营者要考虑清楚，客户对门诊来说是否形成真正的客群意识，即有更高的全程价值和终身价值。

传统的价值观念认为价值是由门诊或其运营者创造的，通过选择服务项目，企业自主地决定它所提供的价值，而客户代表着对门诊享受服务的市场需求。在新媒体的网络化工具帮助下，门诊客户正在参与互动，参与创造价值，且不局限于单一门诊互动和创造价值，整个门诊专家社区、门诊服务供应体系和门诊客户间社会性交流都融入价值创造过程。

1. 门诊客户全程价值

客户全程价值，是指在全面交换关系的环境下，消费者在全情境或关系情境下与企业系统协同创造的体验，这种体验支持了消费者认识、评估、决策和评议所获产品/服务的整个过程。客户全程价值的五个重要特征，如图5-15所示。

2. 门诊客户终身价值

客户终身价值（Customer Lifetime Value），指的是每个消费者在未来可能为企业带来的收益总和。研究表明，如同某种产品一样，客户对于企业利润的贡献也可以分为导入期、快速增长期、成熟期和衰退期。

每个客户的价值都由三部分构成：历史价值，即到目前为止已经实现了的客户价值；当前价值，即如果客户当前行为模式不发生改变的话，将来会给公司带来的客户价值；潜在价值，如果公司通过有效的交叉销售可以调动客户购买积极性，或促使客户向别人推荐产品和服务等，从而可能增加的客户价值。

全面交换关系	全面交换关系，即指全球化、社会化、多边化、网络化的动态环境 任何一个客户对企业都身处在愈显透明的信息环境，这一点极大地丰富了营销关系。 与之相对，企业也前所未有地贴近客户和其他环境，社会化的营销关系将所有企业与客户还有其他组织纳入其中
全情境关系	在长期营销关系中，需要设计和考虑与价值有关的"全情境"或关系期间所有创造价值的交易互动价值的事件集合，即"关系情境"
企业系统	客户全程价值定义中的企业系统指的是网络关系理论中的买方之外的系统，这是网络关系理论的新研究类型 客户全程价值明确研究客户和企业系统的关系，正式将其他经济参与纳入关系结构必须研究的内容，使得消费者行为中大量的非经济性影响因素能够呈现出来
协同创造	协同创造源自于客户与企业系统的互动。通过与网络化的企业系统协同创造价值，在界定自身参与情境程度方面，客户扮演着积极的利益相关者角色 客户与网络共同创造价值的全面体验，有助于创造出更富个性化、独特性的价值
体验	体验是通过个性化的消费来实现自我的方式，通过互动方式使产品和服务的提供形成差异化，从而真正地实现了个性化。最初的客户体验服务产生于娱乐领域，之后迅速向服务营销领域全面推广。体验的目的是将游戏和节目的观看者，变成参与者。比如，营销中的手术直播、大夫微博汇聚大量参与者等

图 5-15　客户全程价值的五个重要特征

（1）门诊客户生涯价值的三维结构

品牌管理的中心目标，就是通过占据客户的心智空间，提高客户的生涯价值。

从狭义来理解，客户终身价值又称为客户生涯价值，是指一个客户在与企业保持关系的整个期间内所产生的现金流经过折现后的累积和。

从广义来理解，客户生涯价值是指所有客户终身价值折现值的总和。企业在品牌管理过程中必须从广义的角度来把握客户生涯价值。

事实上，客户生涯价值不是一个单维的矢量。它是一个立体的概念，具有三维结构。具体到口腔门诊行业，门诊客户生涯价值也包括三个维度。

一是客户维持时间维度。门诊通过维持与客户的长期关系，建立高的客户维持率，从而获得较高的客户生涯价值；

二是客户份额维度，是指门诊所提供的服务占某个客户总消费支出的百分比。要获得最大的客户生涯价值，不仅需要有高的客户维持率，更要有高的客户份额。客户份额应该是衡量客户生涯价值的一个重要指标；

三是客户范围维度。显然，门诊总的客户生涯价值的大小与它的客户范围直接相关。从客户范围维度出发，要求门诊必须清楚它的现有客户是谁，同时注意开拓潜在客户的全程价值。

（2）测量和计算口腔门诊客户终身价值

影响终身价值的主要指标是：所有来自客户初始购买的收益流；所有与客户购买有关的直接可变成本；客户购买的频率；客户购买的时间长度；客户购买其他产品的喜好及其收益流；客户推荐给朋友、同事及其他人的可能性、适当的贴现率等。

客户终身价值的复杂性和变化性，使得采用何种方法准确地测量和计算成为了门诊面临的最大挑战之一。

（3）测量口腔门诊客户终身价值的方法

目前，比较流行和具有代表性的客户终身价值预测方法为 DWYER 方法和客户事件预测法。如图 5-16 所示。

DWYER方法

DWYER 方法将客户分为两大类：永久流失型和暂时流失型

永久流失型客户，要么把其服务需求全部给予现在的服务门诊，要么完全流失给予另一服务门诊。原因或者是其需求无法分割，只能给予一个门诊；或者其需求转移成本很高，一旦将需求给予某门诊则很难转向其他门诊。这种客户一旦流失，便很难再回来

暂时流失型指的是这样一类客户，他们将其需求同时给予多个门诊，每个门诊得到的只是其总需求的一部分（一份）。这类客户的业务转移成本低，他们可以容易地在多个可供门诊之间转移需求份额，有时可能将某需求的份额削减到零，但对该门诊来说不一定意味着已经失去了这个客户，客户也许只是暂时中断购买，沉寂若干时间后，有可能突然恢复购买，甚至给予更多的需求份额

客户事件预测法

这种方法主要是针对每一个客户，预测一系列事件发生的时间，并向每个事件分摊收益和成本，从而为每位客户建立一个详细的利润和费用预测表

客户事件预测可以说是为每一个客户建立了一个盈亏账号，客户事件档案越详细，与事件相关的收益和成本分摊就越精确，预测的准确度就越高。但是，客户未来事件预测的精度并不能完全保证，主要有两个原因：

其一，预测依据的基础数据不确定性很大，客户以后的变数、门诊预计的资源投入和客户保持策略，以及环境变数等的不确定性

其二，预测的过程不确定性很大，整个预测过程是一个启发式的推理过程，涉及大量的判断，需要预测人员具有丰富的经验，所以预测过程和预测结果因人而异

图 5-16　测量口腔门诊客户终身价值的两种方法

3. 客户生命周期与客群意识

作为门诊的重要资源，客户具有价值和生命周期。客户生命周期理论，也称客户关系生命周期理论，是指从企业与客户建立业务关系到完全终止关系的全过程，是客户关系水平随时间变化的发展轨迹，如图 5-17 所示，它动态地描述了客户关系在不同阶段的总体特征。

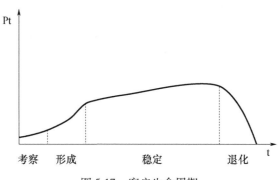

图 5-17　客户生命周期

客户生命周期可分为考察期、形成期、稳定期和退化期等四个阶段。考察期是客户关系的孕育期，形成期是客户关系的快速发展阶段，稳定期是客户关系的成熟期和理想阶段，退化期是客户关系水平发生逆转的阶段。客户生命周期四个阶段及特征，如图 5-18 所示。

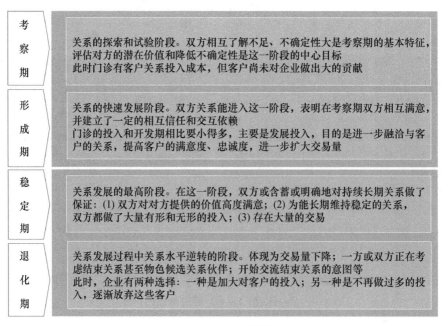

图 5-18　口腔门诊客户生命周期四阶段特征

5.6 / 客群意识形成路径图绘制

客群意识的核心是需求、体验与立场。所谓口腔门诊的客群意识，是指口腔门诊在具体服务中重视对客群的研究，以客户的需求、体验与立场为导向，来指导口腔门诊的整体运营。以通过对客户的全方位服务达到门诊品牌与客户消费绑定的目的。

1. 客群意识的重要性

一是新趋势。客群更加重视从自身的实际需求出发接受口腔门诊服务项目，因而更加重视消费过程中的感官体验与心灵感受。

二是新科技。科技的进步带来互联网突飞猛进的发展，而互联网的兴旺极大地改变了口腔门诊的形态与格局。即客群不再只是被动接受信息，而是可以通过互联网向媒体转达自己的立场与意见，甚至直接将自己所获知的信息或感受在媒体上发表，受众开始参与到媒体的生产过程中。

三是新市场。口腔门诊数量、品牌、提供的产品均极大丰富，使客户选择余地空前加大，从而使各家争夺品牌忠诚者的竞争白热化。

2. 客群意识形成的路径图

客群意识，不是通过某一个人或某一个环节来展示，而是通过门诊相关的各类人甚至过程中的每一个环节来体现。口腔门诊客群意识形成的路径如图 5-19 所示。

再者，可以通过以下案例中的细节分析，了解如何应用客户意识通过渠道吸引口腔门诊客户并精细化为之服务：

（1）通过微课等方式吸引而来的患者，通过预约门诊，平台为其对接专业医生，提高二者的匹配度。比如通过儿童口腔课程来的患者，就推荐给专业的儿童口腔医生，提高医生的接诊效率。

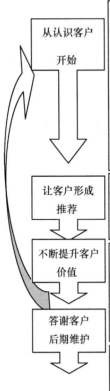

从认识客户开始	门诊和客户的关系由低到高可分为五个不同层次： ①寻求替换：对所提供的服务不满意，但受某些条件限制不得已在此消费，一旦发现更好的替代者，立即转向替代者； ②基本认同：对所提供的服务说不上满意也说不上不满意，发现更好的替代者，可能转向替代者； ③相互合作：对所提供的服务满意，并渴望提供更好的优质服务，有问题或不满会打电话给门诊，但不会介绍其他客户到门诊； ④相互依赖：对门诊所提供的服务非常满意，并鼓励继续提供优质的服务，不会提意见，可能会介绍其他客户到门诊； ⑤主人意识（边缘性牙医）：客户把门诊当成自己的，会极力向家人及朋友推荐门诊；不断给门诊提出合理的建议，并与门诊共同探讨解决的办法。
让客户形成推荐	120法则：当客户的期望被超越时，客户会感到十分欣喜，感到满意的客户会保持更长时间的忠诚，长期在门诊消费，对价格的敏感性更少。向忠诚客户展开营销，通常不需要花任何额外的费用。忠诚客户总倾向于获得更多的服务，并尝试新的服务。
不断提升客户价值	对不同细分医疗市场展开不同层次市场营销。提高客户价值，维护客户的几种方法： ①通过增加财务利益加强与客户的关系。如给予常客赠品和各种形式的价格优惠，但这些措施易被模仿。 ②增加社会利益、财务利益。即医疗服务个性化、私人化。 ③增加结构联系，以及财务和社会利益。如门诊提供特定服务，易形成竞争优势。
答谢客户后期维护	通过答谢尤其是函谢，让客户知道他们正受到门诊的重视，这是维系门诊与客户感情的有效方法。

图 5-19　口腔门诊客群意识形成的路径图

（2）患者正式就诊前，短信或 APP 会提醒时间，并把项目的医嘱、诊所地址、温馨提示等发给患者。

（3）配有专门的微信个人助理，患者就诊前如有疑虑，均能线上提问并得到准确的解答。

（4）通过积累，就诊前的问题形成了问答库，80% 的问题都有标准答案。现在，平台是人工推送答案。接下来，就可以利用计算机、互联网系统推送信息。

（5）患者来到诊所后，配有专门的陪诊员。陪诊员在陪护患者的同时，要观察记录诊所和医生的服务细节，找出并说明能改善的流程。

☞ **案例分析：客户 ABC 分类的步骤和模板**

ABC 客户分类分析法的步骤：

首先，将客户按忠诚度、消费额等顺序排列，从第一名排到最后一名。

其次，按就诊急迫性等予以累计。

（1）其累计的总金额在 60% 以内的客户称为 A 级客户。

（2）其累计总金额在 60% ~80% 的客户称为 B 级客户。

（3）其累计总金额在 80% ~100% 的客户称为 C 级客户。

在理论上，最标准的形态是："A 级客户：B 级客户：C 级客户"的金额 = "A 级客户：B 级客户：C 级客户"的家数，即同为 55%：30%：15%。在此种标准型态下，也就是：每一家客户的成本都相同。因此，效率最高，风险最小。

两家口腔门诊 1 月份客户 ABC 分析表的两个模板，如表 5-2、表 5-3 所示。

表 5-2　模板一：甲口腔门诊 1 月份客户 ABC 分析表

客户名称	累计消费金额	级　别	忠诚度（用×号标示）
××慧	31000	A	××××××
××雪	2600	B	××××
××萱	24000	B	××××
××雯	20000	B	××××
××瑜	19500	B	××××
××琪	19000	C	×××

表 5-3　模板二：乙口腔门诊 1 月份客户 ABC 分析表

客户名称	分　类	需　求	时间的紧迫性
××慧	A	有	所有口腔都重视、都急
××雪	A	有	有明确不适症状的患者，最重视解决着急的
××萱	B	有	咨询类患者，没有最着急、重视，听价格个别问题可以拖
××雯	B	有	咨询类患者，没有最着急、重视，听价格全部问题都可以拖
××瑜	C	有	一听价格，着急解决的也不做了

经过客户 ABC 分类，还可以根据具体数据，做进一步的黏性行为规定，比如，A 级客户每月微信回访 3 次；B 级客户每月微信回访 2 次；C 级客户每月微信回访 1 次。此外，一般 B 级客户之中，财力稳、富冲劲、有潜力的客户，应好好维系，不断通过游戏、活动形成黏性，使之成为 A 级客户。

第6章

构建：项目结构搭建

百思特运营哲学：项目是帮员工的，不是给员工增加负担的，顾客可以通过项目认可人；项目不能复杂，要易操作、更简单；员工操作项目会更专业。项目只做减法，不做加法，做固定项，不做变化项，做定式，不做动式。

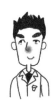

门诊主管：项目开发要有后续服务或质保，包括项目效果的深度认识，人群对项目的深度认识，项目阶段性、专业性解析，项目长久性对应保障。

门诊主任：项目要有生命长度，不是仅仅有爆发力，爆发力会伤害到客户。

护士长：项目的长久性，顾客长期护理的意识，加上员工长期护理对顾客的宣贯，即顾客活在你的店里。

老板：项目不能成为宰顾客的工具，要成为门店的依附点，"为什么到店？"要成为顾客的牵动点。

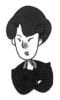

以项目为基础，解析项目的内涵与结构搭建实际操作，从门诊实践出发，以门诊运营平衡体系为基础，从搭建项目结构开始，遵循"121"原则与"4321"原则，探讨门诊运营中如何使项目价值最大化，并确立主项，以主带副，带动门诊流水，完善门诊运营模式。项目结构搭建七大关键点：

　　1. 项目职责和义务的告知：一定有一个固定的声音，形成亲和力，每个季节，以及9月20日爱牙日等节假日一个门诊一定要有统一的活动；主题声音的存在，形成语言合力，形成统一的声音，营造统一的氛围，统一氛围形成主题工作的声音。

　　2. 项目是员工的工具：工作使用越成熟对门诊的帮助越大，员工就更能找到价值感。每做一件事，都叫项目开发。

　　3. 项目开发：包括项目效果的深度认识，人群对项目的深度认识，项目阶段性、专业性解析，项目长久性对应保障。

　　4. 项目要有生命长度：不是仅仅有爆发力，爆发力会伤害到客户。所以，要明确项目的本质，即开发经营员工与顾客对项目本质的了解；项目的长久性，顾客长期护理的意识，加上员工长期护理对顾客的宣贯，即顾客活在你的门诊中。

　　5. 项目不能成为宰顾客的工具：要成为对店的依附点，"为什么到店?"项目要成为顾客的牵动点。

　　6. 项目要成为员工与顾客之间的纽带：顾客通过项目认识员工，认可员工；员工通过项目完成自我成长。只有员工重视，老板重视，技术专业，并用服务的牵动点作为对应，才能形成项目的牵动点。

　　7. 员工成长的速度是老板赚钱的速度，项目越容易掌握，成长的速度越快，项目越简单，影响力就越大，店内项目组合形态越简单，才容易形成聚焦门诊留住顾客的牵动点。

6.1 门诊运营平衡体系

对于门诊运营平衡体系的梳理，也需要进行跨界对标。从互联网运营出发，跨界看大咖公司的运营范例，然后再结合自己门诊实际，分析门诊运营的四个要素，强调要素中项目的重要性，并构建门诊运营平衡体系，提出使门诊利润最大化的体系运营方式。

1. 跨界取经看 BAT 运营

2016 年，天猫"双十一"购物狂欢节从 10 月 24 日 0 点正式开始，双 11 红包开抢，时间为 10 月 24 日 0 时至 11 月 10 日 23：59：59，相比往年提前进入狂欢节。11 日当天，52 秒天猫交易额突破 10 亿，6 分 58 秒，超过 100 亿，11 日 24 时，全天交易额超 1207 亿，无线交易额占比 81.87%，覆盖 235 个国家和地区。相比于前面几年的"双十一"销量，每一项数据都突破极大。

购物狂欢节整个运营过程中，采用多种营销策略：饥饿营销、隐秘营销、广告营销、活动营销等，值得关注的是，与以往相比，此次"双十一"增加更多好友间的互动，邀请好友、抽红包、分红包，客户们玩得不亦乐乎。

百度百科是百度公司推出的一部内容开放、自由的网络百科全书平台。其目的在于建造互联网的百科全书，为完成这一目的，通过"任务系统"和"积分系统"，在做任务和积分的过程中，促使用户贡献更多的优质词条，用户在这个过程中不断"打怪升级"，可以成为核心用户、分类管理员以及百度蝌蚪团，不同的用户有不同的权限，同时积累积分可在系统商城进行兑换各种财富值、经验值。

百度百科整个运营过程以用户为主体，增强用户体验，让用户相互交流与鼓励，增强互动，将百度百科做成用户互动的平台，让用户在这里贡献自己的力量。

王者荣耀是目前腾讯非常火的一款手游，一款日活跃用户数量超过5000万的游戏，手游千千万，为何"王者"就能如此畅销？甚至有人将其女儿起名叫王者荣耀，可以说，王者荣耀正在深刻影响人们的生活。分析起来，有三点：时机、产品本身以及运营策略。王者的出现时机很不错，正好处于手游逐渐成熟的时机，然后再利用其本身入门简单、好上手的特点，其用户群体包含很多以前不玩游戏的玩家。另外，就是王者荣耀的运营，直播推广、王者城市赛都是最主要的推广手段，人少，游戏没意思，人一多，打团战，就有意思了，大家一起玩，才是王者最成功的地方。

王者荣耀还在运营当中，其后续会有怎样的发展我们不清楚，但很肯定的是它确实改变了很多人对手游的认识，亲身参与其中。注重用户间的交流互动，会让这个游戏更长久。

"双十一""百度百科""王者荣耀"都是互联网公司内部的活动项目，当公司有这样的需求，就开始组织项目进行运营，会以这样的一个过程完成运营，如图6-1所示：

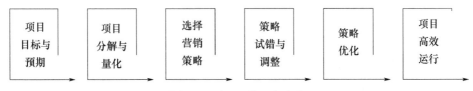

图6-1　项目运营六个步骤

也就是说，平衡的运营体系是项目活动的整个过程，即有起点也有终点，并且，策划方会根据用户的需求与变化进行不断的调整。比如，上面提到的天猫"双十一"，从2009年到2016年，销售额年年增加，每年的运营方式都会有变化，天猫不断地对运营方式进行优化，再以每个阶段的最优策略高效运行。同样的，在口腔门诊建立的过程中也可以参考搭建这样的平衡体系，遵循这样的运营过程。

2. 门诊运营的四个要素

门诊的性质与工作内容使其不能完全依靠项目进行存活，也需要有其他各方面的配套措施，需要从业者进行多角度的思考。所以，对于不同类型的门诊，无论是新门诊、半成熟门诊还是成熟门诊，其运营过程都需要考虑四个要素，如图6-2所示：

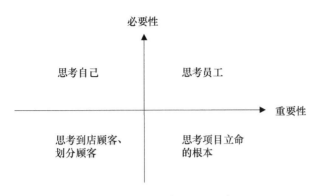

图 6-2　门诊运营的四个要素

同时，在明确四个要素的基础上，再考虑门诊的发展目标、人员配置、客户规划和项目运营。

（1）门诊的发展目标，即门诊定位与发展。不同的地理环境下，门诊有其不同的定位与后期发展以及特色，但无论是什么样的发展路径，都需要制定长期目标与短期计划。

（2）门诊的人员配置，即门诊内医生及护士等员工的岗位分工及职业规划。门诊的发展不会一成不变，其内部员工也需要将职责划分得更为清晰，也需要为其规划明确的职业生涯路径。

（3）门诊的客户规划，即患者的诉求与分类。每一位患者都代表着一类人群，他们既然来到门诊，就要了解他们的诉求，并做到分类对待，以确定每位患者都能得到最合适的诊疗方案。

（4）门诊的项目运营，即门诊的项目、员工、客户、市场的各项关系与管理。该因素要在后期明确主项，并以主项带动门诊最大利润，并确立自身品牌效应。

3. 门诊运营平衡体系模型

为达成门诊的合理化运营，结合门诊实际，以项目为门诊主要工作，对门诊运营的四个要素进行合理规划，构建门诊运营平衡体系，如图6-3所示。

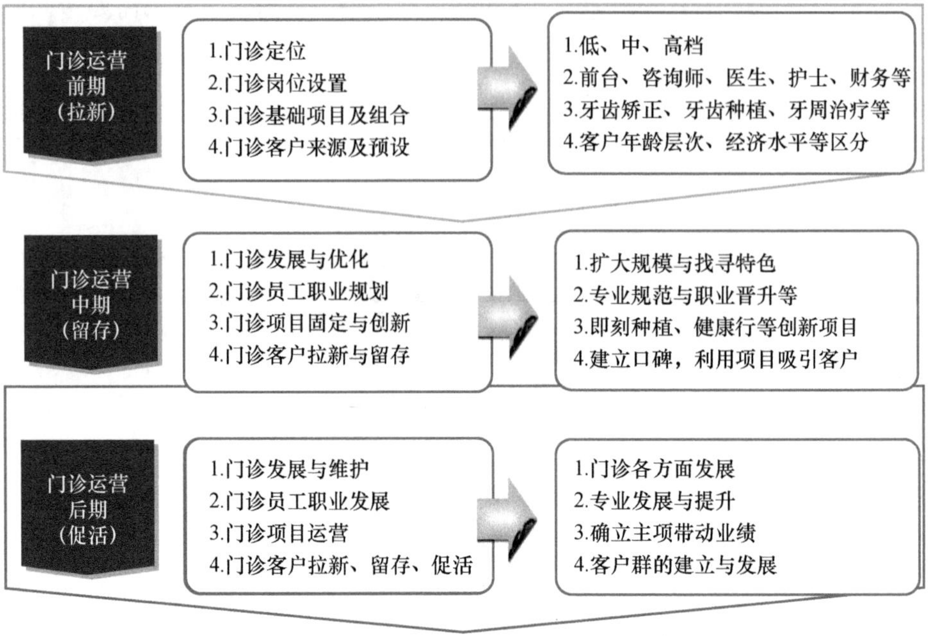

门诊运营 前期 (拉新)	1.门诊定位 2.门诊岗位设置 3.门诊基础项目及组合 4.门诊客户来源及预设		1.低、中、高档 2.前台、咨询师、医生、护士、财务等 3.牙齿矫正、牙齿种植、牙周治疗等 4.客户年龄层次、经济水平等区分
门诊运营 中期 (留存)	1.门诊发展与优化 2.门诊员工职业规划 3.门诊项目固定与创新 4.门诊客户拉新与留存		1.扩大规模与找寻特色 2.专业规范与职业晋升等 3.即刻种植、健康行等创新项目 4.建立口碑，利用项目吸引客户
门诊运营 后期 (促活)	1.门诊发展与维护 2.门诊员工职业发展 3.门诊项目运营 4.门诊客户拉新、留存、促活		1.门诊各方面发展 2.专业发展与提升 3.确立主项带动业绩 4.客户群的建立与发展

图 6-3　门诊运营平衡体系模型

6.2 项目不是产品是组合体

如果想让门诊合理化运营，项目就要作为基础工作，那我们就需要将项目的含义弄清楚，再学如何运营项目，使门诊利润最大化。

1. 产品≠项目

对于一个口腔门诊的整体运营来说，项目的构建区别于常规工作，有其计划性、组织性，以及目标的达成意愿，相当于主动出击。所以，在项目的设置上，更需要去认清项目的实际意义。

先说产品，产品是指能够供给市场，被人们使用和消费，并能满足人们某种需求的任何东西，包括有形的物品和无形的服务、组织、观念以及它们的组合。随着互联网时代的到来，产品的含义变得更加广泛，有很多产品的诞生就同时伴随着销售手段，也让大家将产品的含义扩大化。

再说项目，项目是指一系列独特的、复杂的并相互关联的活动，这些活动有着一个明确的目标或目的，必须在特定的人群、预算、技术限定内，依据规范完成。项目是组合体的存在，是有人、有文化、有效果、有序的存在。

为什么要把这二者进行对比呢？因为这算是我们常态理解上的一个误区，当我们拿出一个项目的时候，总是会围绕着一种或多种产品，就会单纯地让人以为卖出产品的过程就成为了做项目的过程。但实际上产品与项目从基本特征上就已经有很大的区别，如图6-4所示。

可以说，产品是小概念，项目是大概念，产品可以放到项目当中运营，项目也可以产品为中心做运营，但二者是从根本上就有区别的。项目本身是会说话的，项目可以形成工具，也可以变成资源。关注项目认识点、感受点、传播点，形成项目附加值，就能建立项目产生的口碑与产生影响力。

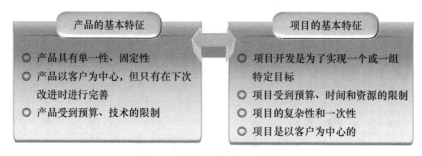

图 6-4 产品和项目的基本特征

2. 拼装玩具 OR 组合体？

从前面的分析可以发现，我们这里所谈的项目，其实是组合体的存在，组合的形式多种多样，比如说娱乐圈的组合，既有像 TFboys 这种唱跳组合，也有花儿乐队这种乐队组合，每一名成员在组合中所承担的任务都不一样，每一分子都有不一样的功能在里面。而组合体的形式更加立体化，不仅要求每一分子都有其对应的功能，还要求他们之间相互作用。

在口腔门诊运营的过程当中，每一个项目的设计与运营，其中都包含门诊所有相关人员、所需物资、所需技术等的共同作用，不是死的拼装玩具，只通过固定的拼接搭建就可以，而是通过相互作用，互惠互利。

在项目运营的过程中，相关人员得到专业提升，物资充分利用，技术不断革新且满足需求，所以这个组合体的产生与发展都是一个相互作用不断前进的过程，如图 6-5 所示。

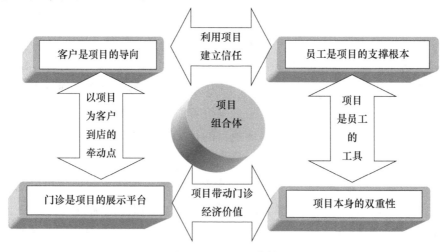

图 6-5 项目的组合体

（1）项目本身具有双重性。项目学会适应店、服务店，项目不是店的依附，必须服务于店，不同阶段做不同服务，客流量与门诊的规模相匹配，才能不浪费资源；项目是对应员工的，项目的特点需要与员工素质相对应，不同的项目选择不同性格的人来做，项目与员工要匹配，项目受众群要与员工行为相匹配。

（2）客户是项目的导向。首先，项目设置和修改以客户的需求与变化为基础；其次，项目不能成为宰客的工具，要成为客户对门诊的依附点，成为客户到门诊的牵动点。

（3）员工是项目的支撑根本。项目是帮员工的，是员工的工具，不是给员工增加负担的，客户可以通过项目认可人，同员工建立信任关系。通过对项目越来越熟悉，员工的价值感会有所提升，员工的成长速度会更快，门诊的流水会增加，形成良性循环。

（4）门店是项目的展示平台。项目使客户对店有更深刻的认识，项目越适应店，使用率越高，客户参与比例会增加，以形成对店系统的认识。同时，项目的不断确立、简化，建立了工作流程并固定化，会使员工在轻松的环境下工作。

项目的组合体属性使门诊的各方面内容相互作用并向良性循环的方向发展，这也是为何要在门诊内部去运营各种项目的原因，以达到门诊运营的最优状态。

6.3 项目定位与其附加价值

通过对项目内涵的理解，明确项目是互惠互利的，但如果不对门诊的项目进行精准的定位，其价值也会降低，本节内容就围绕口腔门诊的项目定位，并提出相应的附加价值。

1. 项目定位

口腔门诊的项目运营需要根据门诊的实际情况与客户的实际需求为导向，进行设计与实施，而且对于不同时期的口腔门诊来说，项目的侧重目标也是不一样的。比如像成熟期的门诊，已经有固定的客户，不仅需要基础的牙齿矫正、种植修复，而且可以添加牙齿保养的套餐，这同美容院后期的运营是一个道理。口腔门诊的项目设计可以有三种定位：

（1）基础项目

基础项目主要是所有的口腔门诊都要进行的项目，其中包括牙齿基础检查、牙周病的治疗、根管治疗与美白等内容。同时，口腔医师的专业也会限制项目的设计，落实基础项目的时候，对客户进行分类，设计不同的基础套餐组合项目，早期也可通过赠送等方式吸引客户。在项目组合的时候，形成明确的对应关系，比如 1 号患者出现了症状 A，其配套的项目则有低配版、中配版和高配版，再通过沟通交流完成项目订单。

（2）固定项目

固定项目以基础项目为基础进行升级，主要是规划出该门诊附近客户群体的喜好，以及开发牙齿保养类新项目，形成固定项目，完成项目梳理。固定项目适合在门诊半成熟的时期开展，此时门诊已经有一部分固定的客户，但还需要形成客户群，以及让固定客户在门诊有长期关系，所以项目组合与客户类型的分配应该更为简化。比如 1 号患者出现了症状 A，那么我们的牙医直接就能推荐套餐项目中的中配版给患者，因为这种套餐对患者是最合算的。另外牙齿保养类新项目的开发，可以让固定客户定期来门诊，并且推荐给其他亲戚朋友，形成宣传作用。

（3）主营项目

主营项目是可以作为品牌宣传做出去的，就如同同仁医院的眼科是全国最好的，如果你想让你的门诊发展起来，就要有一些项目让人觉得这里最好，能来这里就不去别的地方，尽管做不到无可替代，却可以成为最优选项。主营项目的开发要根据前两项的运营情况来确定，而且要确保门诊内的所有员工都对主营项目非常熟悉，不要出现有客户提问却有人回答"我不清楚"的情形，这样会给客户留下不好的印象。

这三种项目在门诊发展的不同时期会产生不同的效果，可以回顾本章第一节"6.1　门诊运营平衡体系"，从整体运营的角度去理解这三种项目定位。

2. 项目的附加价值

前面已经将项目分为基础项目、固定项目和主营项目，该三类项目在定位上就代表着门诊发展的三种不同时期，这三类项目不仅在门诊发展与经济价值上有贡献，还针对不同时期的门诊、员工、客户有其附加价值，如表 6-1 所示。

表 6-1　项目附加价值表

项目类型	门诊	员工	客户
基础项目	建构门诊的项目基石，向外推广门诊的基本技术	熟悉门诊内部业务，明确岗位分工职责	初步了解门诊，通过项目认可门诊
固定项目	筛选出门诊的固定项目，通过项目传播门诊品牌	员工与固定项目相匹配，获取个人专业成长	认可固定项目，获取高性价比服务
主营项目	长期筛选、修改、创新确立主营项目，形成传播点	挖掘员工的可复制项目，提升个人价值	认为主项是不可替代的高性价比服务

通过上表，我们可以看出各类项目对于门诊、员工及客户的附加价值，这是在治疗之外所获取的价值，是对于门诊、员工及客户从发展、体验等角度获得的价值。

3. 项目运营的步骤

一个口腔门诊的项目运营，基本需要 11 个步骤，如图 6-6 所示。

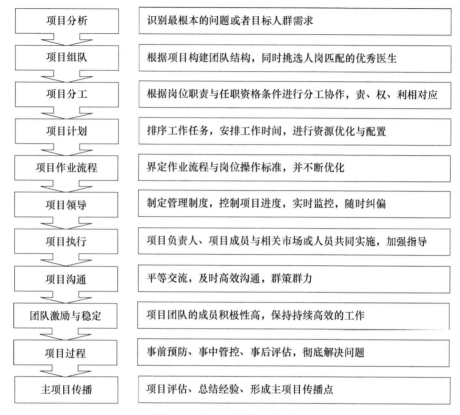

图 6-6　项目运营的 11 个步骤

☞ 案例分析：项目价值的第一与唯一

门诊要做好，从运营初期就要以项目为导向，把每一件事都作为项目来做。无论是口腔检查项目的设计、门诊的选址还是客户的维护，都是体现项目价值的方式。下面我们通过两个例子去看一下选址，即交通价值对于门诊运营的必要性，以及品牌定位，从而明确你的主营项目针对的是哪一类群体。

案例 1："7 - 11"——开遍大街小巷的便利店

在日本的零售业当中，7 - 11（商标中的表记方式为：7 - ELEVEn）作为业界典范，一直让大家不断传颂，其发展历史、以客户方便为中心的理念、对产品质量的严格要求等内容在这里不再一一阐述，我们只说一项与门诊运营相关的关键点——选址。

"7－11"创办开始，选址就和其他商店不一样，不在于对地段是否繁华的要求，而是使用密集型选址，明明两三条街有一个就可以的便利店，为什么要密集型选址呢？"7－11"的创始人铃木敏文这样总结：

1. 区域密度高，节省宣传费用，建立品牌效应，提高消费者的信任度；

2. 物流效率高，高效使用物流，送货时间减少，店铺顾问拜访更方便；

3. 广告促销的覆盖率高，利用密集的店铺让"7－11"融入了大家的生活。

除了密集型选址是"7－11"的一大亮点之外，"7－11"对每个便利店也有选址要求：

1. 距离居民生活区较近的地方，比如停车场、上班或上学的途中；

2. 办公区或学校附近；

3. 特别注意在居民住宅区内设立店铺；

4. 非常注意在以下地点选址：道路狭窄、停车场小的地方、人口较少的地方等。

这都基于"7－11"从"方便"出发的理念，为了人们更便捷地生活，在客户方便了之后，就认可了"7－11"，在这里消费就不成问题了。

案例2：冠美口腔——中老年口腔修复专科医院

北京冠美口腔医疗集团创立于2006年，专注中老年口腔健康12年，目前旗下拥有8家口腔医院、200多名医护人员，业务覆盖朝阳区、丰台区、东城区、西城区、海淀区等多个区域，是北京地区规模最大的连锁口腔品牌之一。

行业领导品牌

截至2017年3月，冠美口腔取得口腔临床实用型专利13项、创新发明奖2项，已为十万京城失牙老人解决吃饭难题，先后获得"北京市十佳口腔医院""CCTV3·15诚信医院"等荣誉。冠美口腔立志打造国内一流中老年口腔品牌，为中老年口腔健康事业做出贡献！

冠美口腔从德国引进精密附着体技术，并不断推进附着体技术的革新改进，已延伸出几十种功能各异的套筒冠类型，一对一解决中老年口腔困扰。精密附着体镶复技术具有松牙固定、残牙带冠、不带挂钩、不会挂伤邻牙等优势，成为口腔界公认的中老年镶牙首选技术。

品牌文化

"专于镶牙，精于种牙"，冠美口腔倾力打造中老年口腔专科服务，齐聚权威中老年口腔修复专家，引进美国、德国先进的设备和技术，为中老年朋友提供舒适、经济、高效的口腔诊疗服务。

冠美口腔"健康行"中老年植牙体系，专为中老年的口腔特征设置，小植体种植、即刻种植、即刻负重、斜行植牙技术、全口 ON4-ON6 等疑难种植技术，可在中老年人拔牙的同时做"点式"保存后完成种植，手术全程只需2 小时，导航无痛，已累计完成中老年种植牙病例 5000 多例，成为名副其实的北京口腔中老年种植技术标杆，在北京口腔领域创造了"冠美无挂钩镶牙种牙"这一金字招牌。

创始人寄语

医疗不是买卖，得用心经营；不靠铺天盖地的广告营销，不靠精美的外表包装；做医疗，我们靠实力。

北京冠美口腔医院管理有限公司董事长孙强先生说："牙齿，和一日三餐息息相关！提供卓有成效的诊疗服务，帮助中老年人群解决吃饭难题，是冠美的企业使命！"

中老年人口腔状况复杂，牙齿松动多、残根多、缺失多，80% 以上都有不同程度的慢性疾病，这些都增加了修复难度，导致常规修复方案不能满足中老年人群的诉求。最大限度为老人固定松动牙、保留残牙根，一对一定制修复方案，让中老年朋友用最短的时间、拔最少数量的牙、花最少的钱、拥有最有力的牙齿、获得最舒适的咀嚼体验！

终身服务承诺书

口腔修复不是一锤子买卖！随着时间流逝，所佩戴的义齿需要即时的调整和维护。冠美口腔给每位患者免费建立口腔健康档案，定期回访、追踪义齿使用情况，并提供终身的质量保障服务。

承诺一：咀嚼效率高，放心享用美食；

承诺二：提供终身质保和维护；

承诺三：使用进口材料，货真价实；

承诺四：价格透明，无隐性消费。

从前面口腔医疗行业外和行业内的两个例子，我们可以发现，根据不同的企业定位，我们可以选取不同的地址进行发展，无论是小区旁的便利店，还是商业区的连锁口腔门诊，都是在利用选址、使用交通价值去助力完成运营。

如果你的门诊只有一台牙椅，就建议你选址在小区附近或小区内部，服务对象就选取为该小区的客户，通过住户不断地在门店附近经过而达到宣传效果，更多地利用后期建立口碑，形成长期的客户链条；而如果你的门诊是大型门诊，利用技术打造本地的权威品牌，就可以选址在交通便利的城市中心或商业中心，成为本地的权威牙科门诊。如果你的诊所主要针对中老年患者，就定位为中老年口腔修复专科；如果你的诊所主要针对小孩子，就定位为儿童口腔专科；而如果你的诊所吸引了更多的都市白领，也可以定位为都市白领美白整形专科。

当然，这里强调最重要的是根据选址、定位等因素，有针对性地来设计项目、运作项目；而且，项目形成串联价值最大，主项目价值是利润的最大来源。

6.4
项目形成串联价值最大

项目不仅有本身的价值，而且其每一类项目产生的附加价值也是不可估量的，但如果将项目固化，成为模型，并且做成串联，会给客户留下一个印象：这个门诊虽小，但五脏俱全，而且管理规范，是全家保护口腔的最佳选择。

1. 项目与项目模型

对于客户来说，每一个项目都要花钱，但牙齿保护作为刚性需求即必须项，如何将性价比提到最高，就是客户的想法。而对于门诊来说，稳定客户，不断地延续消费，形成客户群，则要依靠项目组合的巧妙使用。

通过一段时间的积累，我们完全可以把好的项目组合做成项目模型进行推广，整个过程中，项目只做减法，不做加法，做固定项，不做变化项，做定式，不做动式。

项目模型使项目操作简单易行，这首先对员工来说就是一个很好的方式，项目模型会建立员工固定工作内容，会越做越熟悉、越轻松；项目模型会建立客户的消费流程，消费行为有规律、会形成意识，项目模型才会产生最大价值。

项目模型的建立可以采用四个步骤，如图6-7所示。

（1）对于所有的项目进行梳理：以单一项目为单位，每一项诊疗为基础，按大的类别进行数量统计，形成门诊全部项目的总统计表；

（2）根据1~2年或者更长时间的实践后，对所有的客户进行分析，将客户按大类别进行分类，比如做牙齿矫正的都放在一起，但其实其中的小项并不一样；

（3）根据第二步的客户分类，再对大类别内的客户进行的诊疗项目进行筛选和分类，把项目按照使用频率高低、费用、手术难度等指标筛选出来；

（4）将第三步使用频率较高的诊疗项目进行合理组合，形成项目模型。

经过以上步骤，形成门诊内各个大类别的项目模型，有模型才可以复制，才可以进行后续发展，再下一步就可以将这些项目模型进行串联，以实现价值的最大化。

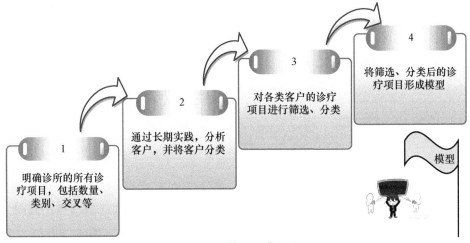

图 6-7 项目模型的建立过程

2. 串联项目模型实现价值最大化

在构建完单个项目模型之后，已经将该门诊的经典项目，或者说客户最需要的项目进行了组合与构建，而项目模型之间还没有形成关系，这也是我们要思考的问题。因为项目模型如果只是单一的，就没有办法长期留住客户的，只有使项目模型串联起来，才会实现价值。

项目模型串联包括四个要求：

（1）所串联的项目模型要有统一的目标，即使效果不明显，但也要有一定的改变；

（2）所串联的项目模型应基本维持在一个大类别的诊疗项目以内，比如口腔正畸不要与口腔美容形成串联，这样容易给客户一种乱收费、乱下药的不良印象；

（3）所串联的项目模型要有延续性，利润可以低，让客户体会到性价比高；

（4）所串联的项目模型周期不能太短，但也不要太长，在客户本身的诊疗周期上加一个可以承受的时间段即可。

通过项目模型的串联，实现价值最大化，这里所认为的价值既有客源价值，也有长期的经济价值。将项目串联尝试之后，就要进行项目搭建，就必须遵循"121 法则"和"4321 原理"。

6.5 | 项目搭建的 "121 法则"

"121 法则"是企业营销中以行动为导向的法则，"121"来源于军队中的"121"口号，是列队走步或跑步时指挥者为保证集体步伐一致而喊的口号。在这里，"121"的意思是为达成目标，将任务分解为每个人的具体工作，使每位员工认识到自己简单具体的任务，像完成口令一样完成任务。

1. "121 法则"的关系分析

利用"121 法则"可以将门诊项目运营分为三步，如图 6-8 所示：

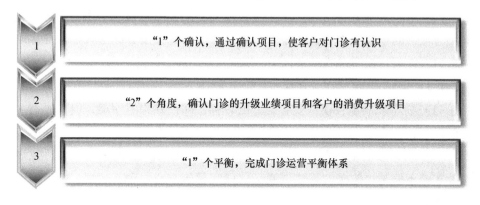

1	"1"个确认，通过确认项目，使客户对门诊有认识
2	"2"个角度，确认门诊的升级业绩项目和客户的消费升级项目
3	"1"个平衡，完成门诊运营平衡体系

图 6-8 "121 法则"在门诊运营中的三个步骤

第一步："1"个确认，通过项目的运营完成门诊形象、门诊行为、门诊认知和门诊定位。让客户对门诊有一个完整的印象，在客户入门后通过了解项目，迅速明确门诊的服务，以及服务的性价比，认可门诊，确认消费。

第二步："2"个角度，确认门诊的升级业绩项目和客户的消费升级项目。从门诊所有的项目消费情况来确认门诊的升级业绩项目，逐渐筛选出固定项目与主营项目。同时，深挖客户的消费升级项目，打造一条龙服务，不断获取客户的认可，客户花钱的同时，对门诊的其他项目也产生兴趣，成为客户的消费升级项目，消费方向逐渐也要形成规律。

第三步："1"个平衡，完成门诊运营平衡体系，完成门诊在该阶段的项目任务，达成平衡。同时，关注淡旺季，淡季以不断打造项目组合与构建模型为主要任务，力求提升营业额；旺季则要使用淡季的成果来进行员工收入的突破，完成门诊与员工的双赢。

2. "121 法则"的应用

在实际工作当中，项目"121 法则"即项目的运营当中主要是建立多个标准：一是建立项目的标准；二是建立客户消费行为和消费心理的标准；三是建立平衡体系的标准。具体操作如图 6-9 所示：

根据目前门诊的发展情况，确认其基础项目、固定项目和主营项目三类项目的确认标准：受众大小、是否可复制、门诊内普及程度、完成周期

确认门诊的升级业绩项目和客户的消费升级项目
升级业绩项目：项目业绩占比例的前两位（当前门诊）、根据前面连续6个月的统计进行项目测算，排在前面的重视，后面的可以砍掉
消费升级项目：根据客户二次、三次所选项目进行测算，比例高的重视

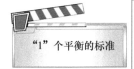

首先，确认自己门诊的发展阶段，明确阶段重点
其次，根据门诊发展阶段，完成自己的项目构建
最后，确保项目构建的阶段同门诊发展阶段相匹配

图 6-9　"121 法则"的运用标准

"121 法则"的使用主要是为了让项目的搭建过程明确而清晰，而对于项目组合与任务量的分配，则需要使用"4321 原理"。

6.6 项目搭建的 "4321 原理"

项目搭建的 "4321 原理"，主要是对处于成熟期的门诊所需要的项目进行分配的原理，即对已经拥有的各类项目及模型进行合理化分配。

我们考虑到为客户介绍项目的时间、机会都是有限的，借鉴各大商场、品牌的销售经验，一定时期内所推荐与主销的产品都是有限甚至是唯一的。对于口腔门诊来说，虽然我们不知道进门的客户的具体需求是什么，但是如果对方还没有成为我们的客户，我们需要一些主营项目来让别人对我们产生最初的兴趣。

1. "4321 原理" 的关键规律

对于每一个企业来说，其中的产品、项目等都是多种多样的，每一种产品与每一个项目都重视且促进消费是不可能的，所以在这个过程中会发现客户的占比是有规律的，就是 "4321 原理"，如表 6-2 所示。

表 6-2 "4321 原理" 分析表

	客户的占比	客户的消费项目
4	40%	主营项目
3	30%	未成为主营项目的固定项目或基础项目
2	20%	升级业绩项目或消费升级项目
1	10%	平衡项目

只有客户的选择有范围，才能聚焦，才能形成多次影响，形成规律，形成模型。

总结一下：四个项目可以产生十个项目的价值，而且还稳定，可以形成有序循环。

2. "4321 原理" 的应用

在门诊运营的过程中，挑选出门诊内与"4321 原理"相对应的项目具体操作如图 6-10 所示。

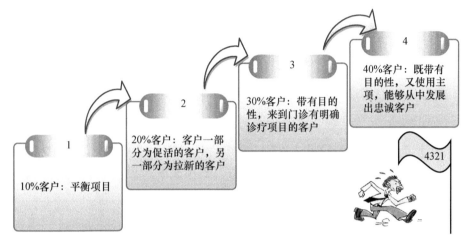

图 6-10　"4321 原理"的应用

通过对客户类型的分析，我们可以相对应地找到"4321 原理"上的各类项目，可以基本按照这个原理来设计门诊的项目组合与分配。

通过对"4321 原理"在门诊运营中的项目分配，我们可以把目光定位在主营项目上面，因为发展到一定阶段后，门诊都要去发展主营项目，这才是门诊做强做大的必由之路。

6.7 | 主项价值是利润最大来源

根据前面"4321 原理"对项目运营的分析，主营项目（以下简称"主项"）会成为门诊流水的主要来源，因此，对于主项更需要重视，如何确立主项，什么样的项目可以成为主项，是需要我们重点探讨的问题。

1. 主项的定位与延伸

（1）主项的挖掘（满足以下条目中任意一条可考虑作为主项）

·在基础项目中客户满意度高、消费占比高的项目；

·在固定项目中客户满意度高、消费占比高的项目；

·在项目组合中被客户认可度高的项目组合；

·在业绩提升项目中赢得客户留存率高的项目。

通过对门诊 1 ~ 2 年内项目大数据的分析，可以从以上项目中筛选门诊的主项，同时，主项必须达到一定的标准。

（2）主项的标准（需满足以下条目中的 4 条以上方可作为主项）

·开口大——受众范围广（年龄、经济水平）；

·普及大——店里普及度高（店内员工使用频率高）；

·可复制——项目简单可快速复制，或成为项目模型；

·周期长——项目周期长，能另有时间打组合拳推广；

·可塑造——可做效果塑造，便于品牌宣传；

·见效果——从诊疗效果上得到明确认可。

（3）主项的明确

在进行上面的挖掘和标准的筛选之后，也要确立主项的使用方式。以项目 A 为例，对其在主项前后的变化组合进行对比，明确主项建立的条件。假设项目 A 为口腔正畸中的牙齿矫正，如表 6-3 所示。

表 6-3 主项前后变化表

	成为主项前	成为主项后
名称	牙齿矫正	牙齿矫正组合套餐
组合项	未组合	可与定期牙齿检查相配合成为套餐
特点	作为基础项目中的一个，相关牙医负责制	全员关注并了解的重点项目，提升技术的同时扩大客户群体
收费	一般收费	与其他项组合后性价比提高
服务客户	有牙齿矫正需求的客户	向大部分客户推荐该主项
传播点	作为基础项目中的一个进行宣传	精选组合套餐中的传播点、兴奋点
宣传策略	和其他门诊拥有一样的服务	制定相应的宣传策略

2. 主项的作用

当选择了门诊的主项之后，每个主项都会对门诊发展、员工职业生涯、总体项目运营及客户的拉新、留存有相应的作用，如图 6-11 所示。

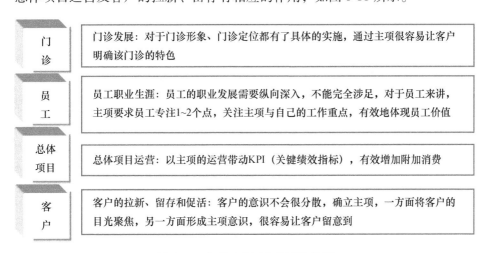

图 6-11 主项对应四个维度的作用

通过对主项的明确、梳理和延伸，就可以根据自己诊所的情况来确立自己诊所的主项。主项的数量根据门诊的实际情况来确定，不宜超过三项，这样才会被客户记住，而且有利于员工深入地了解，方便做前期宣传与后期服务。

3. 主项价值利润最大化

主项价值不能只提倡高性价比，这样很容易形成"赔本赚吆喝"的局面。主项价值需要利润最大化，当然，这可以通过四步操作来实现。

（1）大力发展主项

无论在重视程度上，还是在成本投入上，都不可以吝啬，因为主项是可以带来客户的项目，如果没有大力发展主项价值，门诊很容易出现一些问题，比如：

·店发展了，钱没有赚到，老板操的心越来越多；

·店没做大，钱也赚得不多，自己还疲于奔命，不断在纠结如何让店延续。

（2）打造明确清晰的主项

在选取主项的时候，一定要科学，根据自己的门诊量身定制，对于新开业的门诊不宜着急制定主项，而是在经历过一段时间的实践之后确定主项为宜。主项也不宜频繁更换，这不利于主项作用的发挥。

（3）合理利用主项价值

合理利用主项价值，既要认识到主项的优势，也要认识到主项不是万能的，主项是门诊发展的重要手段，却不能称之为唯一的手段，我们需要通过主项的合理运营形成良性循环。

（4）用心经营主项

主项价值需要用心经营，将主项的待遇进行延伸消费，吸引客户，同时也作为培养人才的流水线，不断打造为主项服务的核心人才。

通过对主项的精心打造，将主项的价值发挥到最大，并且做到利润最大化。但是，我们不能忘记初心，主项的发展是为了门诊的发展，门诊的发展需要宣传，需要扩大，所以，在主项的传播点上，需要精心提炼。

6.8 主项价值传播点精心提炼

确立主项之后，对于主项的认识不仅牙医要非常明确，门诊内部的所有员工都要非常熟悉主项内容及价值，其目的有二：一是强调门诊主营业务的重要性；二是更好地宣传主项。当门诊内每一个员工都能够清楚地说明白主项的内容与相关价值的时候，客户感受到的会是这家门诊的专业性、负责任、良好形象。

1. 主项价值传播点的价值

主项价值的提炼能够让员工事半功倍，能够让客户更好地接收传播主项，能够让主项提升，能够让门诊做同样的事，在同样的时间内创造不一样的价值，产生更多附加值。所以说，主项价值传播点的存在，就是一个认识点、感受点、传播点的发展过程。

想提炼主项价值的传播点，还需要明确主项价值的意义。

（1）主项价值是门诊的品牌价值，具备持久性

主项价值是门诊的责任担当，是门诊的品牌代表，每一个主项都会在一定时期内起到很多作用，我们可以开发新的主项，但要保证每一个主项的持久性。

（2）主项价值是员工的基础价值，具有爆发力

第一层面：员工的基础价值，员工与项目都具有专一性，都是员工的生存利事之本；

第二层面：员工专项的对接具备累加性，一触即发，员工要留住客户，要专业，要做好主营项目的对接。

（3）主项价值是客户的传播内容，具备影响力

门诊需要客户对主项进行传播，这个过程需要客户首先接受，再对他人

进行影响。在接受的阶段，过程最重要；而在影响的阶段，结果最重要。不能为了讲而讲，而是传播主项以外的内容，比如门诊背后的故事。

（4）主项的价值是利润的最大来源，是潜在利润的种子

可以说，企业发展是一场没有终点的马拉松，能力的尽头是智慧的开始。在主项确认和价值点的确立过程中，建设种子客户群体，是需要特别注意的事情。

2. 主项价值传播点的提炼内容

提炼主项价值传播点的过程中，需要更多地关注三个方面的内容，如图 6-12 所示。

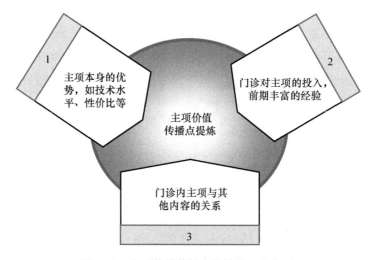

图 6-12　主项价值传播点提炼的三个方面

门诊内医护人员之间、患者之间、医患之间针对主项的有价值传播，才能建立客群意识，让客户的每一次到来对门诊的认识都加深一步。除了寻找精准的传播点，利用主项的方式还需要主项与全员的无缝关联。

3. 主项价值传播点与全员链接的长期推进

（1）员工对主项的认识，老板必须进行推动，起到让员工认识主项的作用。让员工感受到主项的重要性，将主项作为员工赚钱的工具。

（2）在门诊主管的推动下，引导员工将眼光放长远，相信老板的主项分配及其合理性，努力完成分配的工作，不是只关注眼前的门诊流水，如图 6-13 所示。

◎ 员工对主项有认识，就能形成工作概念，会有成就感，没有认识就不可能赚钱

◎ 员工对主项有认识，就形成了教练角色，可以把客户及第三方变成专家；不能形成教练角色，最多是个服务员，当一个员工从战略使命全方位驾驭时，才能聚焦主项

◎ 对主项有认识，未来就能可控，产生价值，给员工的未来带来的是立事之本

◎ 员工对主项有认识，才会团队协作，沟通成本为零，形成融合瞬间，提高工作效率

图 6-13　员工对主项认识的意义

（3）员工对主项要有项目感受，认可并用心去做。员工对主项的感受是打工还是在做事，员工对主项的感受决定客户是否接受，想让别人兴奋，自己先兴奋。老板销售项目的方式会给客户带来主项感受，无压力之下彼此完成对方的需求，形成员工为自己工作，客户无压力，让员工深切感受老板的态度行为。

除了老板的态度行为，客户接受主项的过程、使用效果及使用周期、主项的差异化操作及概念等都会给员工带来项目感受，项目感受会直接影响到项目传播的力度。

可以说，员工对项目的认识、感受及传播，决定了客户与项目链接的完整性。客户对主项认知的意义，如图 6-14 所示。

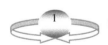

◎ 客户对主项的认识，包括对员工、价位、疗程安排、效果的确认，以及对门诊形象的判断

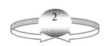

◎ 客户对主项的认知来自员工的专业和立场，是解决方案，还是卖产品？是客观事实，还是自说自话？这都会从员工那里得到答案，从员工的态度、行为、专业性等方面得到认识

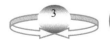

◎ 客户对主项的感受，其实来源于多重感觉，直接来源于效果，间接地从服务过程中得到感受

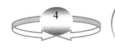

◎ 客户对主项的传播，来源于客户的认可。客户认可后，有了认知，有了感受，就会去传播，如果体验得非常好，客户会觉得自己有责任去传播，这个过程客户就形成了责任意识

图 6-14　客户对主项认识的意义

第7章

实操：一站式拓客与转介绍模式

百思特运营哲学：转介绍是客群发展的根本，顾客不是自身就会有带人的意识，所有的客群和转介绍来源于店，从顾客进店就开始的意识灌输和教育。只有建立转介绍意识，顾客才会持续不断地产生转介绍，店才可以持续发展。同时，再强调一下，建立意识比如何做还重要，转介绍意识的确认，要求诊所的所有医护人员、门诊主任、老板重视、跟进和盯紧。

前台："客户进店不舒服就会没感觉（如果有了感觉，那一定是不好的感觉）。"

咨询师："要学会利用客户的双重价值（消费和转介绍），最佳境界是合二为一，即让能消费的客户转介绍。"

护士："客户是有感情的，客户在店要求所有的人都认识她，每个人都呵护她，三个人以上主动和她打招呼。"

门诊主管："客户流失是很正常的，不要生气，要找原因；客户开发是常态，不能放弃，要找方法。"

客户价值是以诊所为价值感受主体，客户为价值感受客体的，由客户权益给诊所带来的价值收益。该客户价值衡量了客户对于诊所的相对重要性，有利于诊所在长期盈利最大化目的下为客户提供产品、服务和问题解决方案。

　　在市场经济条件下，随着现代营销理论研究和实践应用的发展，客户价值已成为营销和客户关系管理领域的研究热点，挖掘好客户价值可以帮助门诊提高客户满意度与忠诚度，创造良好口碑，低成本开发新客户，实现客户、员工与诊所"三赢"的局面，为诊所核心竞争力的提升带来新的生机。

　　对于一个诊所而言，客户价值最终体现为客户为一个诊所创造多大收益，它有着多重表现形式，既可以是客户消费，诊所所获得的货币化收益；也可以是客户正向传播，诊所所获得的非货币化收益。因此，如何主动挖掘并放大客户价值对一个诊所的发展至关重要。

7.1 客户的八大属性

如果要真正认识到客户的七重价值，必须先了解客户的八大属性。这里将口腔门诊的客户属性分为三种类型，分别是客户基本属性、客户价值属性和客户行为属性，如图7-1所示；其中，客户基本属性又包括八大属性，如图7-2所示。

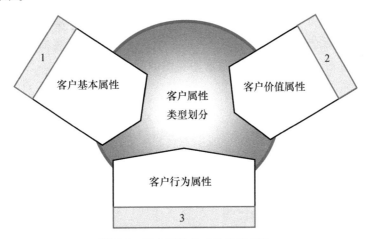

图 7-1　客户属性的三种类型划分

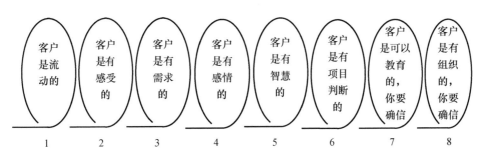

图 7-2　客户基本属性中营销学角度的八大属性

1. 客户基本属性

从人口统计学角度来说，客户基本属性包括客户的性别、年龄、收入、职业、学历等，它决定了诊所的主要服务客群；从营销学角度来说，客户的基本属性包括八大属性，即客户是流动的、有需求的、有智慧的、有判断力的、有感觉的、有感情的、有教育的并且是有组织的，可以进行传播和转介绍的。

（1）客户是流动的

客户流失很正常，不能生气，要找原因；客户开发是常态，不能放弃，要找方法。

导致客户流动的因素，包括：①店是有原则的；②店是有容量的；③店是有分工的；④客户有好坏；⑤客户的感觉有偏差。

（2）客户是有感觉的

客户进店不舒服就会没感觉（如果有了感觉，那一定是不好的感觉）。

所以，要为客户进店营造好的感受，包括：①客户的进店行为要设计，客户进店之前要做安排；②客户进店的感觉一定要舒服（客情维护＋群体呵护），重点客户给予重点关注；③客户进店的氛围一定要营造好（客户要做到放松无压力）。

（3）客户是有需求的

明确和照顾客户的需求，包括：①客户的需求不能够引导和创造，这样的客户容易反悔，容易做负面传播；②客户的需求要直接满足，不绕弯子；③要学会利用客户的双重价值（消费和转介绍），最佳境界是合二为一，即让能消费的客户转介绍，不光得到客户数量还能得到客户质量；④解决好项目信任（项目本质）和客户信任（价值主张）才能够直接满足客户。

（4）客户是有感情的

要使客户对店有感情，需要主动培养；店对客户要有照顾，需要重点关注。

包括：①感情培养第一阶段是强制配合阶段，要求员工为培养客户感情必须怎么做（温馨短信、到店感觉营造）；②感情培养第二阶段是弹性配合阶段，要求员工为客户感情培养自发怎么做（微信、QQ、特殊照顾与呵护）；③感情培养第三阶段是内部配合阶段，此阶段客户和员工之间会产生互动（员工群体主动照顾客户群体，反过来客户群体才会呵护员工群体）；④客户在店要求所有的人都认识他，每个人都呵护他，三个人以上主动和他打招呼。

（5）客户是有智慧的

员工群体和客户群体不对等，不能够要求员工和客户比智慧。

包括：①这个社会不缺少聪明人，而是缺少实在人；②明确告知员工，年龄和阅历是不能逾越的；③员工群体和客户群体从社会层面、个人阅历、思维模式上不对等，没有可比性；④员工更多体现的是专业，专业扎实才能有足够的自信去换回客户的尊重和认可；⑤员工群体和客户群体存在博弈，体现员工的实在才能体现客户的实在认同。

（6）客户是有项目判断的

不是客户所有的需求我们都能满足。项目只有给予本质才能做到与众不同。

包括：①项目要有延续性，长期不变，给客户的皮肤留下记忆，才能留住客户；②项目要有改变性（创新），只有创新项目才有生命力，才不会乏味；③项目要有适应性，项目广泛的适应性才能够对应更多的人群；④项目要有空间弹性，弹性越大项目的张力越足，越容易提升；⑤项目要有针对性，项目的个性化设计和自由搭配让客户会有被关注的感觉。

其中，项目禁忌包括：夸大宣传，短期促成，强势引导。

（7）客户是可以教育的，你要确信

培养客户的思想远比培养产品、项目更重要。

包括：①动作教育、行为教育一定要有；②效果管理一定要有（教育客户管理效果，要为效果承担责任）；③店使命、员工使命要做教育传播（有使命就会有担当，有担当就是边缘性员工）；④阶段性重点要做教育，你关注哪里你的财富就会在哪里（阶段性重点一定要重视）。

（8）客户是有组织的，你要确信

人是以群体划分的不是以个人而存在的，一定要让个人回归组织。

包括：①只有在组织才会有一体感，有一体感就会有角色，才会变成边缘性客群，对店有所贡献；②边缘性客群要理解员工使命、店使命，形成共同愿景，互为一体。

2. 客户价值属性

客户价值属性由两部分组成：一是直接客户价值，指客户购买诊所的产品和服务为诊所带来的价值，如客户进行牙齿正畸、牙齿美白、牙齿修复、牙齿种植、老年义齿、镶牙补牙、牙齿治疗等治疗所支付的费用。二是间接客户价值，指由于客户关系的发展而使得交易成本降低、效率提高和口碑效应提升所带来的价值。

3. 客户行为属性

客户在选择口腔门诊就诊时，会有两类行为属性：第一，受中国传统节俭观的影响，客户有货比三家、量入为出、物尽其用、未雨绸缪四大行为属性；第二，受口腔医疗这个特殊行业的影响，客户就诊有着迫切性、内隐性、可变性和模糊性四大行为属性，如表7-1所示。

表7-1 客户行为属性的类型划分

受中国传统节俭观影响	
类型划分	解析
货比三家	就是提高钱的利用率，使每一分钱在使用时都能够效率最大化，不花冤枉钱。比如，客户会在网上比较或是咨询朋友，哪一家诊所比较好，然后再决定去哪一家诊所
量入为出	就是对自己的收入很清楚，并且有计划地分配支出，不去购买和消费自己能力范围之外的产品，所以诊所的定位和价格要符合当地3~8千米商圈及社区内人员的平均消费水平
物尽其用	就是在产品的使用期限内实现产品的使用价值，而不将其搁置、丢弃或转向其他备选消费方案。有相当一部人护牙意识淡薄，去诊所护牙的意识更加淡薄，有些客户在有些情况下，还会使用过期药品，鉴于此，诊所可以定期到社区宣传，或定期组织免费义诊，增强客户对口腔保健和护理的意识，从而扩大诊所的客户群
未雨绸缪	这意味着客户将一部分钱存起来以备不时之需，通常就是将钱进行安排，除了开销之外，留出一部分为将来打算
受口腔医疗特殊行业影响	
类型划分	解析
迫切性	指客户或是患者，来诊所就诊，有迫切治疗的要求
内隐性	指诊所客户出于种种原因不愿意让别人知道，比如一些特殊的就诊群体，他们去诊所总希望是保密或不被人知道的
可变性	指客户对诊所的消费需求存在可变性，从而导致其购买动机存在可变性。比如，客户来诊所开始可能是补牙，但与医生交流中发现自己还需要美牙，所以，补牙结束后，继续留下来美牙等
模糊性	指由于患者对自身的需求并不明确，对口腔诊疗服务也缺乏专业的认识，而导致其购买动机存在模糊性，从而对诊所的需求也很模糊。这时，诊所可以通过各种形式的客户教育，使客户更好地了解诊所的承诺，掌握诊所的特色、服务与涉及的有关知识和使用技能等，降低客户治疗和服务中的各种风险

7.2 客户的七重价值

从客户进门诊后前台、咨询师接待，到设计诊疗方案，再到客户结束诊疗，又引发新客户进店，就这个诊疗过程来看，客户价值可以分为进店价值、感觉价值、感受价值、效果价值、消费价值、传播价值和转介绍价值等七重价值。而在整个过程价值体现的终端，新客户的来访又将重新体现这一轮价值循环，这使得客户的七重价值形成一个闭合的价值链，如图 7-3 所示。

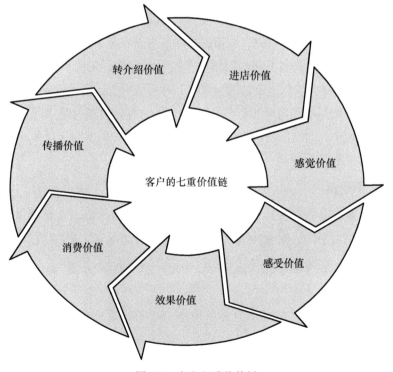

图 7-3　客户七重价值链

1. 进店价值

进店价值，是指客户进入诊所所创造的价值。它包含两个方面：一是进店客户可能成为诊所直接或潜在的客户，为诊所带来价值；二是进店的客户使店外客户感觉到店内患者很多，相信该门诊服务水平较高，有需求的客户也会纷至沓来。

2. 感觉价值

感觉价值，又称为客户理解价值、认知价值或察觉价值，它是指客户观念上对诊所服务价值的理解、感受。换言之，诊所的服务，除了它的成本价值，还有它的客户感觉价值。客户在诊所的感觉价值是对门诊环境、医护人员服务态度、医生技术水平和医德的综合感受及评价。

3. 感受价值

客户感受价值，是对服务体验的综合考量，简单的推算公式如下：

感受价值＝效用/成本＝（物质所得＋过程质量）/（货币支出＋非货币成本）

其中，客户感受的效用，是客户根据自身需要和偏好，从整个产品中获得需求满足的量化，包括产品、服务、品牌和环境四大因素。而成本，则包含了客户的货币成本、精力、时间、心理成本以及容忍噪声、拥挤、不舒适的牙椅，或互动的物理环境中其他不好的因素。客户受到尊重、同情和真正关怀，其感受到的心理成本将会较低，收益就会较高，对互动中总价值评价就会较好。

客户的感受是口腔门诊生存的关键，来访的客户购买的是"结果"，而不是"产品或服务"本身。让客户花费尽可能少的成本获得尽可能多的效用，就会增强客户的幸福感和忠诚度。

4. 效果价值

效果价值，是指医生诊断后，治疗效果所产生的价值。它是可以量化的，是对医生专业水平的一种相对准确和客观的评价与见证。好的效果，对诊所服务产生积极影响，是传播和转介绍价值的基础和前提。

5. 消费价值

消费价值，是指客户对于商品所带来的效用的需求程度，是客户面临某一商品时选择购买或不购买，选择此产品而不是另一个产品，以及选择此品牌而不是另一个品牌的主要原因。

从二次消费或口碑相传的角度看，消费价值是指消费行为做传播产生影响的价值，它包括明码标价的价值和客户为此次行为做传播产生的价值。

6. 传播价值

传播价值，是指客户在消费后，通过如微博、微信或口口相传等方式将本次治疗的体验与他人分享，诊所从而所获得的价值。传播价值包括正向价值和负向价值，其中，只有传播正向价值才是诊所稳定繁荣的保障。

7. 转介绍价值

转介绍价值，是指客户通过体验就诊后，向自己的亲朋好友推荐，诊所从而获得的价值。转介绍是一种最持久、最可靠、最深远、最有效、最廉价的传播途径和方式。根据美国著名推销员乔·吉拉德在商战中总结的"250定律"，每个客户身后大概有250名亲朋好友，如果赢得一位客户的好感就意味着赢得了250个人的好感。

上面提到的客户七重价值有序地分布在客户从来访到离开，再到后期影响过程的各个环节中，通过交易活动和关系活动形成了一个完整的闭合链条，即客户价值链。

客户价值链是对客户价值产生过程的描述，它将诊所获取价值的过程通过交易活动和关系活动清晰地反映在客户价值链上，并将每种客户价值获得过程形成有序的片段。每一个片段又是一系列价值活动的集合，每一个价值活动都是客户与诊所的一个接触点，这些接触点直接导致诊所经营的差异化。完善这些接触点相应的价值活动才能使诊所获得更多的客户价值，从而提升诊所竞争力。

了解客户价值的目的，是为了更好地服务每一位客户，为诊所打造良好的口碑，获得固定的忠实客户、粉丝以及转介绍而来的新客户，从而实现门诊收益最大化。我们可以按照以下四个步骤来提升客户价值，如图7-4所示。

1. 提升员工的客户价值挖掘意识

通过制定管理制度、激励机制与晋升通道提升员工的主人翁意识，建立以客户为中心的服务理念，让每个员工将诊所的发展与自己的事业相关联，从而使每个员工都能主动挖掘客户价值。

2. 建立客户关系管理系统

客户永远是一个诊所最重要的资源。产品或者技术可以购买，人员可以招聘，金钱可以通过融资获得，而忠实客户只能通过长期的经营获得。

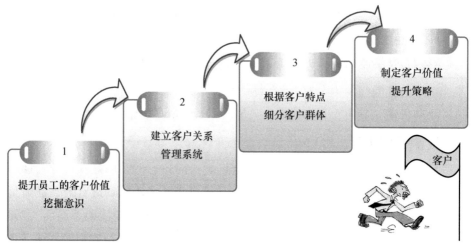

图 7-4　客户价值提升四步曲

建立良好的客户关系管理系统，就是诊所积累每个客户的个体行为与需求，经由大数据分析拟定出"留住客户，吸引新客户"的经营策略。良好的客户关系管理系统包含客户的背景信息管理、医患关系管理、就诊流程管理和客户需求管理四个方面。

3. 根据客户特点细分客户群体

客户背景不同、需求不同必然会导致客户来到门诊的期望不同，所需要的服务也就不同。如同引流器一般将不同的客户归到相应的客户群体中，只有将客户分类，采取不同的服务与管理策略，才能提升客户的满意度与忠诚度，也能使诊所有限的资源得到优化配置，实现高收益。客户与门诊的战略匹配度，就是定位匹配、能力匹配、价值观匹配这三个匹配度的总和。同时，可以将客户价值区分为战略客群、利润客群、潜力客群以及普通客群四类。

4. 制定客户价值提升策略

根据客户价值链上七种客户价值，在客户到访后的每个环节，从客户需求出发，针对每个客户接触点制定相应的价值提升策略，如表 7-2 所示。

表 7-2　七重客户价值提升策略

客户价值	客户价值提升的策略
进店价值	◎　门诊选址及装修要考虑人流和主要人群的消费水平 ◎　加强门诊业务的展示性 ◎　前台、咨询师热情接待、主动留下联系方式 ◎　开展牙齿美容、口腔疾病预防等扩展性服务

客户价值	客户价值提升的策略
感觉价值	◎ 营造轻松、舒适的就诊氛围 ◎ 从解决客户问题角度出发，倾听客户需求 ◎ 尊重每一位来访的客户，认真解答每一位客户的问题
感受价值	◎ 从试、听、嗅、触、味觉上给客户全方位的良好感受 ◎ 避免无用诊疗，反对过度治疗，为客户节省时间 ◎ 对患者尊重、同情和真正关怀 ◎ 细分客户，确定不同客群的目标和定位，有针对性地给予个性化服务
效果价值	◎ 给予员工必要的培训，确保其专业度 ◎ 医生治疗后要让客户明确了解治疗效果 ◎ 通过第三方（客户、合作商、媒体等）传播
消费价值	◎ 就诊流程有序，门诊环境舒适 ◎ 诊疗标准领先，牙医技术精湛 ◎ 价格公开透明，服务细致贴心
传播价值	◎ 定期回访，改善客户提出的困扰 ◎ 建立网站、留言簿，关注客户的批评和建议 ◎ 举行社区及学校的公益讲座 ◎ 就诊结束后，赠送标志性小礼品
转介绍价值	◎ 好的医疗水平和优质的服务 ◎ 鼓励患者直接传播，对转介绍者提供奖励

此外，根据每类主要客群的特点，分析出该群体客户价值的共同点及客群价值，并通过"客群+精准服务+价值刺激行为"模式，可以将单个客户价值提升晋级为整体客群价值。

7.3 / 从客群价值到衍生价值

从前面提到的增加客户价值四步曲中，我们可以看到，一个诊所通过制定合理的流程与制度，采取适当的策略行为，就可以提升客群价值，从而为诊所带来客观的收益。那么，除了客群价值本身为门诊带来的收益外，客群往往还会产生一些衍生价值，且收益巨大。然而，这些衍生价值往往会被经营者忽略。

"快快地完成任务就可以下班了"，而不是"赶紧开拓客户，让更多的客户进店""尽快让客户了解我们的业务更好完成门诊业绩"，很多员工甚至管理层都想着怎样才能尽快完成手头的工作，这样就能"解脱"。然而，这种解脱实际上是浪费了门诊最宝贵的资源，即客户资源。

口腔门诊花费成本所迎来的客群，如果其衍生价值得不到充分发挥，那么门诊势必在日后的客户关系维护、客户拓广以及品牌宣传等领域付出极大的二次成本投入。因此，口腔门诊一定不能追求"短平快"的运营模式，而忽略与客户接触过程中最有价值的部分。门诊的经营者视野是否只局限在店内，员工的工作心态是否只局限在服务当下的客户，门诊能否把握这些客群的衍生价值，是决定品牌是否可以生存壮大的重要因素。

1. 口腔门诊的客群衍生价值

对于口腔门诊而言，客群的衍生价值是指，门诊工作人员在对工作内容及意义深刻理解的基础上，对工作环境整合运用后，与客群互动，除客群本身产生的价值外而衍生出的间接价值。它主要包括七个方面，如图7-5所示。

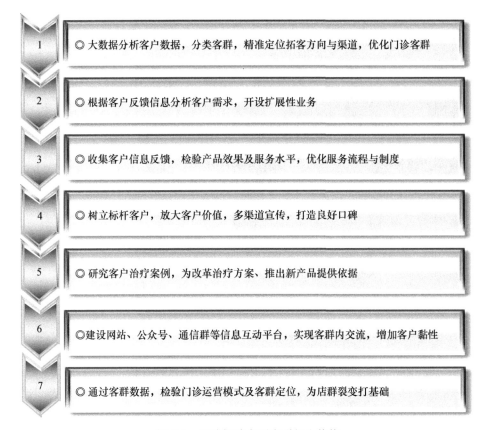

1 ◎ 大数据分析客户数据，分类客群，精准定位拓客方向与渠道，优化门诊客群

2 ◎ 根据客户反馈信息分析客户需求，开设扩展性业务

3 ◎ 收集客户信息反馈，检验产品效果及服务水平，优化服务流程与制度

4 ◎ 树立标杆客户，放大客户价值，多渠道宣传，打造良好口碑

5 ◎ 研究客户治疗案例，为改革治疗方案、推出新产品提供依据

6 ◎建设网站、公众号、通信群等信息互动平台，实现客群内交流，增加客户黏性

7 ◎ 通过客群数据，检验门诊运营模式及客群定位，为店群裂变打基础

图 7-5　口腔门诊主要客群衍生价值

由此可见，当一家门诊积累一定客户量后，其客群衍生价值就会逐渐凸显出来。口腔门诊在开展主要业务的同时如果重视挖掘客群背后所蕴藏的衍生价值，将会对口腔门诊的定位、客户流程的优化、口碑品牌的建立以及技术改革等多个方面产生极为深远的影响。

一家口腔门诊如果能充分发挥客群的衍生价值，就能将门诊打造为集治疗服务、技术研究、信息互动、理念传播为一体的平台，让客户和门诊成为成长的共同体。

2. 获取客群衍生价值的方法

（1）记录客户数据，建立门诊、客户互动系统

口腔门诊应建设从门诊内部到线上交流再到线下活动的门诊与客户互动系统，如图 7-6 所示，并建立相配套的工作机制及咨询服务流程。多渠道严格记录客户有效信息，为后续的客群分析、客群定位、消费负面影响、效果

验证、运营模式检验及产品更新提供客户数据基础。

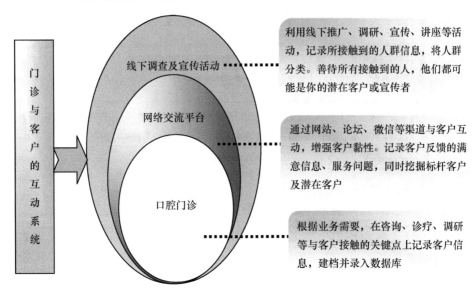

图 7-6 口腔门诊与客户互动系统

其中，收集的客群有效信息可分为：
- 自然信息（性别、年龄、居住地址、联系方式等）；
- 社会信息（职业、收入、家庭情况、社交群体等）；
- 消费信息（诊疗档案、来访频次、来访时间、消费记录、消费行为等）；
- 需求信息（最需要的服务内容，满意及不满意的点，希望获得的其他产品及服务，希望了解的专业知识等）。

（2）分析客群类型，树立标杆客户

意大利经济学家巴莱多提出"二八定律"，此定律对于口腔门诊而言同样适用，即 20% 的客人会带来 80% 的利润，门诊目标客群能为门诊创造最大比例的价值。因此，诊所经营者应根据自己诊所未来的战略，将来访的客群按不同类型分类，同时针对目标客户群体的需求树立标杆客户，让目标客群通过标杆客户更直观地了解门诊的理念与服务水平，从而让他们相信诊所，把诊所变成他们定点就诊的门诊，并传播出去。

（3）分析客户属性，扩大拓客数量

上面提到分析客户，其中非常重要的一个环节就是分析客户属性。根据口腔门诊客户的共性，诊所将建立普适性服务，满足大众消费需求；根据口腔门诊客户的差异性，诊所建立一对一的针对性服务，进而满足小众群体的特殊需求。只有这样，诊所才能不断增加拓客数量和质量，才能获得长期、稳定的发展。

"逆水行舟，不进则退"。在当今激烈的商业竞争中，口腔门诊要想脱颖而出，就要穷尽其所能为客户着想，为客户提供更好的产品，更周到的服务，更多的理解与尊重，更多消费后的附加价值，甚至更多的知识获取。口腔门诊的收入取之于患者也应用之于患者，只有让我们的口腔门诊与客户同心，才有可能充分挖掘客群价值及其衍生价值，为门诊创造最大的收益。

☞ 案例分析：树立及放大标杆客户价值

标杆客户，是指能按时复诊的、长期跟随诊所和医生的、说好话的、传播好口碑的、带来转介绍的患者。

👉 2017 年 3 月，冠美口腔平乐总院接待了一位六十多岁的老人，其双侧后牙各缺失两颗，主诉进行牙齿修复，恢复咀嚼功能。

经前台接诊问询，老人是在冠美平乐总院附近小区居住，经常从门口路过，当天进来咨询一下。经过医生和护士的拍片、检查、沟通，当天给出了种植牙和固定修复两种治疗方案，老人经过了解，最终选择了种植方案，消费近四万元。

经过术前术后多次看诊复查，老人的种植牙手术非常成功，老人对医生技术很信任、对门诊服务很满意。每次都准时按照预约的时间来复诊，又在医生护士的指导下学会了更多的口腔保健知识，学会了怎么保护牙齿。

这样一位患者，不但对牙齿治疗的效果感到满意，对服务也非常满意，需求得到了满足，找到了客户的归属感。他无论是在门诊内还是在门诊外，都乐于说好话，给门诊做宣传，把门诊的技术、服务、口腔保健知识传递给身边的人。

老人每次来复诊，都会给在门诊等候看牙的其他患者说，来这看牙解决了他吃饭的问题，医生、护士看牙非常细心，前台服务很周到，技术好、价格优，在门诊内不断帮我们说话。

后来，老人还先后带来了自己的儿子、孙子、亲戚、社区邻居、老年活动团队友等十几位患者看牙，项目从简单补牙到种植牙，合计消费二十多万元。这些转介绍过来的患者，经过门诊的医疗服务，建立了信任和认可，又源源不断地传播门诊好的口碑，介绍来更多的患者，产生更大的价值！

老人一直说："是冠美口腔修好了我的牙齿，还教会我怎么保护剩余的牙齿。我很感谢你们，我不但自己学会保护牙齿，我还会告诉我身边的每一个人，保护好自己的牙齿有多么重要。我会告诉他们有牙齿问题一定要到冠美来，因为你们是真正为患者牙齿健康着想的！"

7.4 品牌竞争力与脉冲式营销

有人认为只要有名医，就能创立品牌。事实上，这种品牌是建立在个人基础上，患者仅仅记住了诊所的某一位口腔医师，一旦这个医生离开，整个口腔诊所就要面临严重的危机。现代营销创建的口腔诊所是既要有名医，也要有标准化、规范化的医疗服务水平，只有这样，患者才会相信口腔诊所的任何一位医生都是优秀的，都是可信的。

所以，对口腔诊所而言，必须在患者心中树立起鲜明的医疗服务形象，也就是自己独特的品牌，只有这样才能在激烈的竞争中保持可持续发展。

1. 什么是品牌

品牌，是一种可以帮助客户在各个口腔门诊同类商品中辨别商品和服务的质量，以判断该诊所是否值得信赖的标杆。品牌的本质是生产商或经销商附加在商品上的一种标记，是一种浓缩了产品和服务，能够帮助客户做出购买选择的暗号。

2. 品牌竞争力的分类

品牌竞争力，从诊所内部员工的角度而言，分为品牌知晓度、品牌知名度；从诊所外部客户的角度而言，分为品牌美誉度、品牌忠诚度和品牌联想度，如图 7-7 所示。

（1）品牌知晓度

品牌知晓度，是指诊所的工作人员和客户对诊所的第一印象，即初步的认识状态。

品牌知晓度程度的高低主要受两方面因素的影响：一是受到客户自身情况的影响；二是受到诊所目前发展状态的影响。

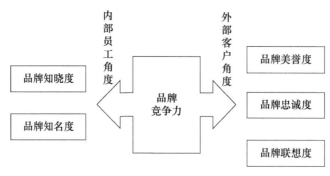

图 7-7　品牌竞争力指标体系

（2）品牌知名度

品牌知名度，是指诊所的工作人员和客户在对诊所有初步认识的基础上，受到调查品牌的自身识别系统、营销传播方式等方面的影响，产生二次感知的认知状态。

品牌知名度程度的高低受到多个方面因素的影响，诸如知名状态、来源方式、传播方式、传播评价、销售影响、识别系统、宣传类别等方面。

（3）品牌美誉度

品牌美誉度，是指诊所的工作人员和客户对诊所在品质上的整体印象，实质是指客户对该品牌的赞誉程度。

品牌美誉度程度的高低受到多方面因素的影响，如信誉程度、竞争信誉、行业信誉、客户选择、品质承诺、信誉渠道等。另外，品牌美誉度反映的是在客户购买该品牌后对该品牌的产品质量、功能和社会价值的满意程度。

（4）品牌忠诚度

品牌忠诚度，是一种行为过程，是客户对某种品牌的心理决策和评估过程，是一种在一个购买决策单位中，多次表现出来的对某个品牌偏向性（而非随意性）的行为反映。如果没有品牌客户的忠诚，品牌不过是一个几乎没有价值的商标或用于区别的符号。

品牌忠诚度程度的高低受到多方面因素的影响，诸如客户群体、差异价值、承诺兑现、沟通方式、来源状况、分布区域等。一般说来，忠诚度越高的品牌，客户对其重复购买的次数越多。所以，某品牌的忠诚度越高，那么该品牌的竞争力就越强。

（5）品牌联想度

品牌联想度，指透过品牌而产生的所有联想，以及更深层次的情感和依附程度，这些联想能组合出一些意义，形成品牌形象，进一步提供购买的理由和品牌延伸的依据，更主要的是反映对品牌的情感和依附度。

品牌联想度子要素的选择包括联想状态、内涵状态、群体状态和内涵挖掘。

3. 脉冲式营销

品牌是一家口腔门诊的无形资产，体现了诊所对客户的承诺以及诊所的文化内涵，是客户对其认可的独特的形象和感知符号。诊所要想在激烈的竞争中获得长足发展，使诊所在客户的心目中保持持久的知名度和美誉度，要具备较强的综合能力，不断创新营销理念和优化营销活动，以患者为核心，开展有针对性的品牌营销战略。

品牌营销，主要包括品牌识别、品牌定位、品牌形象塑造和品牌推广四个方面，如图 7-8 所示。

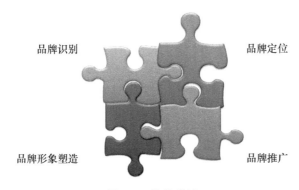

图 7-8　品牌营销

（1）品牌识别

品牌识别，是指客户对品牌的第一印象，是指客户能否在同类产品的众多品牌中快速地辨识出品牌的特点和所包含的与产品有关的信息。品牌识别的本质和核心在于要客户明确地了解品牌的灵魂和价值是什么，同时也为诊所的品牌建设指明了发展方向。

品牌识别，是诊所建立同客户之间联系的第一步。诊所创设一个品牌的同时会基于诊所未来发展意图而形成一定的品牌构想，包括诊所希望自己的产品具有怎样的特点和价值，诊所希望这个品牌能够给客户带来怎样的印象和联想，这些诸多思考都包含在诊所的品牌构想中，反映在诊所的品牌里。

（2）品牌定位

没有准确的品牌定位，诊所会被淹没在市场竞争当中，而在进行全面市场调研基础上的准确的品牌定位是诊所战胜竞争对手的利器。品牌定位，并不是对产品特质的设想，而是诊所希望能够使自己的产品在客户心目中占据一席之地。品牌定位想要与目标市场和潜在客户的消费需求相契合，要针对现有产品，瞄准客户的购买心理和选择偏好来定位。

诊所确立品牌定位的目标是使客户在产生某种消费需求时，能够在第一时间先考虑到这个品牌的产品。品牌定位对于诊所的市场定位具有重要意义，是诊所市场定位的重要手段，品牌定位的核心目标就是帮助诊所细分和确定目标市场。

（3）品牌形象塑造

品牌形象，是诊所精心营造的品牌特色、品牌个性在客户心中的反映。

品牌形象分为内在形象和外在形象。内在形象是抽象的，包括产品形象和文化形象等；外在形象是具体可见的，包括品牌名称、商标图案、商标颜色和字体等。许多品牌会设计卡通形象，目的是带给客户最直观的品牌形象感受。

（4）品牌推广

品牌推广过程中一定要始终使品牌核心要素和灵魂与所呈现出的外在信息一致。品牌推广往往需要协调运用不同的传播手段和传播工具，通过整合传播，与客户之间建立一种长期而稳定的关系。

品牌推广，包括横向推广和纵向推广。横向推广主要是指通过传统手段和一些广告宣传活动来传播品牌和商品信息，建立品牌认知度，宣传品牌内涵，提高品牌知名度，属于初级的推广方式；纵向推广以宣传品牌文化，打造能引起客户情感共鸣的品牌故事，与客户建立多元化的互动，让品牌形象更丰满、更深入人心。

7.5 一站式拓客的立体呈现

拓客，即拓展客源，增加客户的数目，让跨行业的人群进入此处消费，通过特殊的优惠促销及活动让其成为这个行业的客户。

拓客拓的不仅仅是数量，让诊所有客户，解决"来一时"的问题，而是有标准数量，有首次消费，有客群循环，有客户与诊所双向取信，让诊所有固定的客群，解决客户"来一世"的问题。

拓客的本质是遵循诊所和老板、员工、客户三类人群的感受，建立统一的认识，相互服务、相互推动，最终形成老板、员工、客户资源的循环。

冠美口腔拓客遵循四"真"原则，如表7-3所示。

表7-3 冠美口腔拓客四"真"原则

四"真"原则	作用	目的
真实惠	员工能自信	如何让员工自主开发
真实在	客户能自由	如何安排客户进诊所的需求
真用心	客户能自在	通过什么样的服务、价值塑造把客户留住
真感情	客户能自主	通过什么样的教育内容让客户交付

冠美口腔一站式拓客是立体呈现，就是提高售前、售中和售后服务，如图7-9所示。

1. 启动（立项）

启动（立项），即客户进入诊所前，诊所医护人员要准备的所有事情，包括明确种子客户的标准，主项说词，新客待遇说词，种子客户的认知和评估五个部分。

（1）立项准备，即建立项目，后文将详细阐述立项的四个模型：项目模型、消费模型、立事模型、立信模型，这里就不再赘述。

（2）明确种子客户的标准，标准的选定，可以通过市场调研，这些客户必须对项目需求有链接，要满足双向达标，第一批种子客户一定要有效果。

（3）主项说词，即主项价值传播点的提炼，主项到底有什么价值，它包括时间、流程、技术通关、注意事项、阶段效果、终极效果、话术编写和话术通这八点。

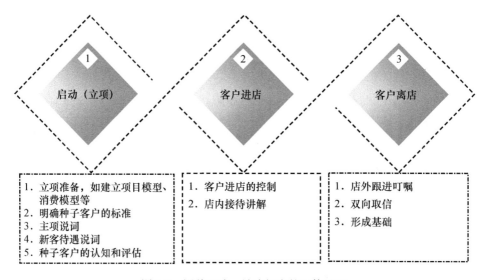

图 7-9　冠美口腔一站式拓客的立体呈现

举个例子，假如客户来冠美，我们的主项如果是洗牙、美牙，那么，启动主项时，首先完成客户的心理减压，打消顾虑。时间能淡化彼此之间的障碍，频率可以让情感升华，产生客户黏性。

（4）在待遇问题上，诊所要形成客户主动就诊或购买服务，客户不满意，不埋单。

（5）种子客户的认知和评估，是老板和员工的自我判断，目的是分类培养，形成群体管理，收获群体价值。客户判断可以从人气、氛围、消费、带人、说话、专业、效果等方面判断。如外向、爱说话，有一定影响力的客户，为诊所的种子客户。

2. 客户进店

客户进店，包括客户进店控制和店内接待讲解两个部分。

（1）客户进店控制注意新老客群要分别集中操作（不能让新老客户交叉），客群操作要有叠加性（可以等，不能空，不能闲），个体群体要有单一性体现。

（2）店内接待讲解，首先表达感谢，然后打消顾虑，最后心态表达。

举例来看：姐，我是冠美口腔×××，感谢您对我们店的信任，让我们有机会为您服务，也有机会让您了解我们家的项目和效果，你们这批客户来店，最担心的就是有人用什么方法把您骗进来，然后让你们花钱。但是，在我们家，不会出现这样的现象，因为，我们希望通过对您的服务，让做的项目有效果，感觉我们店好，以后好给我们店做宣传，所以肯定不会出现你们所担心的情况，一旦你们感觉不好，我们想要的就得不到，比如做几次就让您花钱，给你们用的产品不好都不会出现，您唯一要做的就是，好好做项目，好好配合我就可以了。(让患者踏实安心)

另外，姐，您也别担心您花了一点报名费，以后不花钱，我就不认真给您做，因为我知道我们店将来想好，就离不开您的帮助。您效果好了 (强调四遍)，别人也会认可我们的专业和手法，别人看到了就会来找我，我客户多了，就有发展了，赚钱也就多了，所以，姐，我会认真地为了您，也为了我，好好做的。(心态表达)

3. 客户离店

客户离店包括诊所外跟进叮嘱、双向取信、形成基础三个部分。

诊所外跟进叮嘱指客户离开诊所后，需要注意的事情，比如如何保护牙齿，如何按时有效地刷牙，等等。例如：姐，您来咱家做美牙，家人和朋友都知道么？您有没有告诉过她们，家人对您美牙肯定是支持的，但是她们最担心的，就是碰到不好的诊所、负责任的医生，她们也没来过冠美，对冠美的情况不了解，您就有必要在她们问您的时候，把我跟您说的产品专业和安全保证告诉他们，别让他们为您操心，一定要做啊，姐。

双向取信是指员工与老板之间彼此信任，员工与客户之间双重信任。

形成基础，即形成从信任项目到信任人、信任冠美口腔这样的一个基础。

☞ 模型分析：自主拓客的四大模型

拓客，拓的是从客户准备进店到进店再到店外叮嘱的一系列过程，这一过程中客户要做一些项目，如洗牙、补牙，还要进行消费，医生和护士要完成项目中的手术或事项，并与客户在这一过程中实现双向取信。我们把这一过程模型化，就可以搭建项目、消费、立事、立信四个模型。

1. 项目模型

项目模型，就是指客户进入诊所，选择不同的就诊内容，比如洗牙、美牙或补牙等，我们把这一个个的就诊内容称为项目，通过项目的搭建，来实现自主拓客。项目搭建遵循"121"原则，即一个入口、两个通道、一个收口，如图7-10所示。

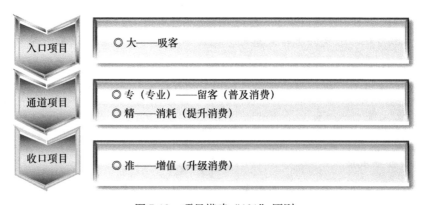

图7-10　项目搭建"121"原则

（1）入口项目

入口项目，即客户进入诊所的第一个项目，也就是主项目，主项目以大为主，达到吸引客户的目的，即完成客户收纳。

（2）通道项目

完成主项后，诊所服务人员可以尝试着让客户体验通道项目，即顺延项目、留客项目这两个部分。专项，体现专业性，主要起到留客、普及消费的目的；增值项，主要体现一个"精"字，提升消费，即增加业绩。

（3）出口项目

出口项目，即对主项进行完美收官的项目，一般只有10%的客户选择做出口项目，出口项目主要体现一个"准"字，做升级消费。完成诊所业绩最大的提升，占有客户时间越少越好。

（4）注意事项

三类项目，即入口—通道—出口项目要有串联和交叉，不能给客户造成感觉上的突兀。

2. 消费模型

消费模型，是基于项目模型，即入口项、通道项、出口项的各个项目进行定价。一般而言，入口项消费是一个普及消费，消费水平不高，通道项开始提升消费，收口项升级消费，定价会高一些。同时，消费基数不是一成不变的，要与当地消费人群的收入、诊所的客群定位相匹配。

3. 立事模型

立事模型，即项目说词的模型，包括客群调控和话术模板两部分。

（1）客群调控

客群调控，是指客户进店的安排，要注意三点：①新老客群要分别集中操作（不能让新老客户交叉）。②客群操作要有叠加性（可以等，不能空，不能闲）。③个体群体要有单一性体现。

（2）话术模板

推进阶段的话术模板包括六点：①说明目的，打消顾虑话术。②自我推荐。③主项原理的功效说明（要简明易懂）。④疗程阶段说明，即将疗程用进程做阶段性的划分，对应阶段做原理、效果进度的注意事项说明（短期、中期、长期），不配合流程的心态表达话术。⑤项目配合说明。⑥店的使命确认。

4. 立信模型

立信模型，即客户从进店到离店这一过程中产生的信任，包括员工对店的信任，员工对老板的信任，员工与客户之间的彼此信任，客户对项目的信任。只有门诊主任、员工、客户三方面相互信任，诊所才能长期、稳定、可持续发展。

7.6 培养边缘性牙医客群

我们知道客户是有价值的，而且有着不同的属性和差别，有的客户能给诊所带来高额利润，而有的客户却会给诊所带来负面影响甚至是负利润。如何识别有价值的客户，吸纳优质的客户，并将其变成诊所的边缘性牙医客群，是诊所必须重点考虑的问题。

1. 什么是边缘性牙医客群

边缘性牙医客群，不是我们通常理解的诊所好员工以外的员工，而是自发、主动、不要报酬和好处的，愿意为诊所说好话、带人，帮诊所营销、销售的一类人群。

2. 边缘性牙医客群的筛选及保护策略

我们将客户对诊所的价值分成四类，如表7-4所示。通过该表，我们可以看出，第四类是我们通常定义的边缘性牙医客群，应该不遗余力地发展保持，而第二、第三类客户是我们通过客户保护策略，可以发展和改造成为边缘性客群的客户。

表7-4　客户特征及对应策略

客户类型	客户对公司的价值	资源配置策略	客户保护策略
第一类	低当前价值，低客户增值价值	不投入	关系解除
第二类	低当前价值，高客户增值价值	适当投入	关系再造
第三类	高当前价值，低客户增值价值	重点投入	高水平关系保持
第四类	高当前价值，高客户增值价值	重中之重投入	不遗余力保持、发展客户关系

3. 培养边缘性牙医客群的七"点"原则

想让客户成为边缘性牙医客群，变成诊所的导购员，要遵循如图7-11所示的原则。

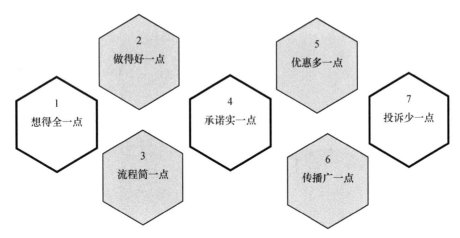

图 7-11　培养边缘性牙医客群的七"点"原则

（1）想得全一点

想得比客户全一点。首先，要了解客户的产品需求、目的和动机，在客户业务问题上，要比客户了解更多；其次，专心聆听客户的意见；最后，在工作之余，为客户讲解或者寄送不带商业色彩的信息资料，帮助客户了解正确的刷牙方法及护龈的常识和方法。只有这样，客户在转介绍的时候，才能说得更可信，更有说服力。

（2）做得好一点

研究发现，在 100 个对你只是普通满意的客户中，有 26 个人可能会帮你做转介绍。但是，100 个对你非常满意的客户中，有高达 66 人会为你做转介绍。也就是说，一年内你的客户增长率可能高达 66%。

但诊所获得转介绍不是一蹴而就的，不是单单满足客户需求，让客户帮着转介绍就可以了，而是需要经历类似四个台阶的过程，如图 7-12 所示。

从图 7-12 中可以看出，在提供了符合客户需求、让客户满意的产品之后，要想扩大再销售，让老客户能够做我们的义务宣传员、推销员，实现转介绍，诊所服务人员还要做好超值服务工作，即做得比客户的预期好一点。这也许是分外的事情，但却也是客户感觉最有价值、受尊重甚至物超所值之所在。

营销人员要做最大化的超值服务，就不仅要做好售前、售中、售后服务，还要提供顾问式服务。一是营销人员要用心服务，而不是用嘴服务，答应给客户的服务项目一定要兑现；二是营销人员会做顾问式销售，不仅把产品卖给客户，还能做客户的高参。

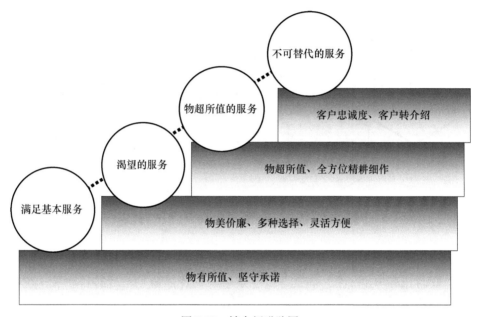

图 7-12　转介绍进阶图

（3）流程简一点

流程简一点，是指客户进入诊所挂号预约、就诊看病、消费额度、消费过程、操作流程不要烦琐，而要简单明了。这样不仅方便员工理解，而且让客户有踏实、信任的感觉，方便客户记忆和转介绍。

（4）承诺实一点

为了争取和留住客户，首先，需要明确口腔诊所到底能向客户提供什么样的产品和什么样的服务，这就是诊所对客户的承诺。客户在向诊所购买任何产品或服务时，总会面临各种各样的风险，包括经济利益产品的功能和质量，疾病的预后以及社会和心理方面的风险等。因此，要求诊所做出各种承诺，以尽可能降低客户的购买风险，获得最好的购买效果。

诊所对客户承诺的宗旨，是使客户满意的承诺，还必须考虑竞争等其他因素，特别是成本和诊所的能力，盲目追求高承诺会适得其反。诊所不但要善于承诺，向目标客户传达承诺，更重要的是做到言行一致，实现承诺，从一定意义上说，口腔医疗机构客户关系管理的过程是实现专业口腔诊所承诺的过程。

（5）优惠多一点

中国历来有馈赠礼品的传统。广告礼品作为一种现代新颖的广告载体，具有图案设计不受限制、结构可任意选择、美观耐用和质优价廉等诸多优点，已成为口腔诊所广告宣传的一种重要形式。赠送礼品，一般分为赠送有形礼品和赠送无形礼品两种。

有形礼品，如口腔护理产品、会员卡或者在过节、客户过生日的时候给客户送一些小礼品，送礼品不是越贵越好，只是送一个好心情，体现了营销人员的用心和关爱，也增加了客户的信任和黏性。无形礼品，包括赠送信息和服务。

举例来说，冠美口腔会不定期地举办社区义诊活动，不辞辛苦，到患者家门口进行诊疗，却不收取任何费用。几乎每一个参加活动的人，开始都抱着怀疑的态度，总觉得天下没有免费的午餐。而当抱着试试看的心态，参加完诊疗活动之后，都不由地被冠美的耐心、细致所打动，完全体会不出来这是一次义务的免费服务。

另外，冠美口腔诊所也用实际行动，表达了对老年人群体的关爱，一系列的优惠政策，针对老年人的优惠活动总能最多地出现在冠美口腔的每一家分店中。敬老爱老是我们中华民族的传统美德，冠美口腔坚持将其发扬光大。最终冠美形成良好的品牌形象，形成良好的口碑效应，迅速壮大自己的客户阵营。

（6）传播广一点

在互联网时代，要学会用互联网思维贴近市场，探索口腔诊所的新路径。诊所可以开通微信公众平台，时不时地推出利用线上线下的互动活动。为客户馈赠纪念品，随机发放红包，提供不一样的体验，这样提高客户对网络平台的关注度，既合理分流了低端客户，也减轻了门诊店面的压力，又腾出人力"进社区、进校区、进厂区"。为社区居民、院校师生、中小企业员工提供养生健康讲座等个性化服务，实现了边际效益最大化。

（7）投诉少一点

在互联网时代，负面新闻传播较快，哪怕是一个客户的差评，对诊所的发展和进一步拓客都具有较大的影响。所以，在诊所内，客户提出异议，我们要努力化解，不让问题带出诊所。同时，也要定期关注大众点评、美团等网站的评价，汇总整改，让投诉少一点。

7.7 / 转介绍分析表格的设计

　　转介绍系统是一个长线工程，是帮助每个人实现价值并建立客群发展的长期路径。从根本上解决客群问题，为店建立造血功能，需要经营者的耐心和精力投入。

　　转介绍表格的设计灵感来源于实践，源于诊所每一位员工的日常工作，也是现在诊所员工每一天要做的事情。目的是通过数据分析，让客户从进门诊，前台、咨询师接待，到设计诊疗方案，再到客户结束诊疗这一过程保留下来并数字化。然后，通过软件分析，诊所能找到就诊客户的就诊规律、转介绍的频次及存在的问题，从而更好地提高医疗水平，满足日益提高的客户需求。

　　运用转介绍分析表，通过对每月、每年这些项数据的相关分析及对比，形成相关报告。诊所经营者可以清楚地看到诊所的未来生命力和盈利状况，并根据这些数据，及时调整经营理念和思路，并根据不同客户拥有的不同价值做合理的对应客户安排，发挥客户的最大价值，形成最高频次的转介绍，从而使客户在诊所内部进行有效循环。

　　举例说明，冠美口腔转介绍分析表，如表7-5所示。
　　冠美口腔转介绍分析表格，分为15列，主要内容包括：
　　患者的基本信息：患者姓名、就诊次数、自由支配时间；
　　诊所服务水平：环境、设施、氛围的认可，诊疗技能与客户教育的反应、认可效果；
　　客户自身的性格特征、消费习惯及转介绍分析：当天形成转介绍预约、可能形成转介绍、未形成转介绍、带转介绍时间、带转介绍人数。

表7-5 转介绍分析表

日期	就诊人数	患者姓名	就诊次数	自由支配时间	环境、设施、氛围的认可	诊疗技能与客户教育的反应	认可效果	消费观念	健谈	当天形成转介绍预约	可能形成转介绍	未形成转介绍	带转介绍时间	带转介绍人数

表头合并标题：转介绍分析表（综合诊室 D）

注明：患者相关情况写入批注里，转介绍客户已成功就诊计入待转介绍人数，插入批注填写转介绍分享

☞ 案例分析：冠美口腔拓客三种活动方案

在这个医疗水平不断发展、客户消费理性的年代，口腔门诊该如何在拓客的同时不断提升美誉度，持续高效地拓展客源，稳定并扩大原有消费群体，最终达到与客户双赢的长线良性循环呢？冠美口腔通过十多年的实践，总结出了一些被事实证明行之有效的活动方案，在此抛砖引玉。

1. 体验法

体验法，最早起源于街边派单并一直延续到今天，它完善了传统广告形式的灌输性和疏离感，以亲身体验的方式让潜在的客户了解诊所医疗质量和服务品质，最终达到客户认同的目的。现在很多大公司的营销方法还有体验法的影子，如麦当劳、肯德基的优惠券，学生优惠卡，网上下载，等等。

对于冠美口腔而言，体验法的主旨，是让参加体验的客户对冠美的诊所有一个良好的第一印象，当自己或身边的亲友有口腔医疗需求时，会第一时间想到甚至推荐冠美口腔。

我们经常采取的方法有：方案一，邀请客户到诊所参观，进行口腔门诊情况简要讲解，讲解诊所环境、设备条件、质量控制措施、服务承诺等；方案二，在世界爱牙日或是重要的节日，对客户进行免费的口腔健康检查，补牙一颗或者口腔护理一次（口腔牙齿抛光）。

2. 特价法

特价，是特别优惠的价格和特别低廉价格的简称。特价法，是指采用比市场价格低的价格来吸引客户的一种手段。

冠美口腔会不定期地举办一些特价甚至免费的活动，如不定期地举办社区义诊，为诸多位患者到家门口进行诊疗，但不收取任何费用。为老年群体专门设计、出台一系列的优惠方案，比如，凡是60岁以上的老人，凭本人身份证，可以免费体验一些产品和服务。

3. 对比法

对比法，是把具有明显差异、矛盾和对立的双方安排在一起，进行对照比较的表现手法。对比法在口腔诊所营销活动中应用广泛，如医疗质量对比、服务品质对比、价格对比等。

比如，在会员卡定价上，遵循对比原则，会有效提升客户的满意度。现有两种方案：方案一，诊所年卡1800元，同时下半年赠送价值200元的护牙礼品套盒；方案二，诊所年卡2000元+1元，即当场送价值200礼品套盒，第二年只要1元钱就能护牙。

经过实践，我们发现，较多的客户选择了方案二。或者在诊所会员卡的设计上，如诊所设计1000元卡、3000元卡，与1280元卡与2880元卡就有区别。因为3000元相对1000元，最起码要3倍以上的好处才能打动客户，而1280元卡与2880元卡，价格在客户看起来相当于2倍，如果有3倍以上的好处，客户就很容易接受了。

口腔门诊如何持续高效拓客，并不是建立几个拓客模型和拓客方案就可以万事大吉了，需要非常精细、完善的统筹策划。同时，还需要考虑如何获取客户的信任，如何让他们感受到诊所带给他们的种种好处，然后，在解决方案上扬长避短地真实表露诊所的诚意，从而获取他们的好感。形成了良好的口碑效应，才能够赢得客户持续的信赖与垂青。

第8章

掌控：经营员工的三招12字

百思特运营哲学：激励员工由内而外地发力，才能形成强势团队，发挥最大价值，经营员工的结果，是让员工产生最大的执行力。

前台：A类是激情满怀、勇于负责、思想开阔、富有远见的一批员工，他们不仅自身充满活力，而且有能力带动自己周围的人提高企业的生产效率。

咨询师：通用电气公司要求部门经理的主要工作之一就是帮助B类员工成为A类员工，而不仅仅任劳任怨地实现自己的能量和价值，这就是绩效管理的魅力。

护士：C类员工是不能胜任自己工作的人，他们更多是打击别人，而不是激励，坚决不做C类员工。

稽查：华为认为，"公司的发展离不开优秀的员工，认真负责和管理有效的员工是华为公司最大的财富"。

作为门诊主管、门诊主任、护士长，是带领团队、管理员工的，需要一个清晰的目标，同时，要提升自身的领导力。因为，作为团队的主心骨，如何去领导下属很重要。给下属一个明确的方向并提出诊所的发展计划，接下来就需要诊所的每一位医护人员和前台、咨询师全力以赴。

也就是说，门诊主管、门诊主任、护士长要和老板齐头并进，真正提升员工的道德规范、行为准则和系统形象，打造、巩固和提升每位员工自己的个人品牌，使能力之花"不只开一季花"，要常开不败，"不只开一朵花"，要万紫千红。

同时，要防止出现因人为因素或非人为因素所造成的收入数量与质量双下滑，以及由此引发的公司和诊所形象受损、管理者地位下降、员工士气不振等一系列"多米诺骨牌"效应。

8.1 / 洋葱模型与活力曲线

　　胜任素质的提出，以美国著名心理学家大卫·C. 麦克里兰（David C. McClelland）于 1973 年在《美国心理学家》杂志上发表的一篇文章 "Testing for Competence Rather Than Intelligence" 为标志。

　　胜任素质（Competency），是在特定企业的环境中，在具体的工作岗位上，做出优秀业绩（Superior Performance）所需要的知识、技能和行为。麦克里兰认为，胜任素质，是指特质、动机、自我概念、社会角色、态度、价值观、知识、技能等，是能够可靠测量并可以把高绩效员工与一般绩效员工区分开来的个体特征。胜任素质主要具备五个特征：人的综合特质、与工作绩效高度相关、以行为的方式体现、可持续的、可预测未来行为表现。

　　胜任素质是冰山模型和洋葱模型的基础，也是绘制活力曲线的前提。

1. 冰山模型

　　20 世纪 70 年代初，麦克里兰应美国政府邀请，为之设计了一种能够有效预测驻外联络官（FISO）绩效的方法。麦克里兰首先采用行为事件访谈法收集第一手材料，然后，比较分析工作表现优秀和工作表现一般的驻外联络官具体行为特征的各项差异，最终提炼出驻外联络官胜任工作且能做出优秀绩效所应具备的能力素质。麦克里兰的冰山素质模型对岗位胜任素质的构成要素进行了形象的描述，如图 8-1 所示。

　　"冰山以上部分" 包括基本知识、基本技能，是外在表现，是容易感知、判断、测量与培养的部分，但它不能预测或决定个人是否在工作中会有突出表现。"冰山以下部分" 包括社会角色、自我认知、品质和动机，是人内在的部分，它与高绩效是相关的。

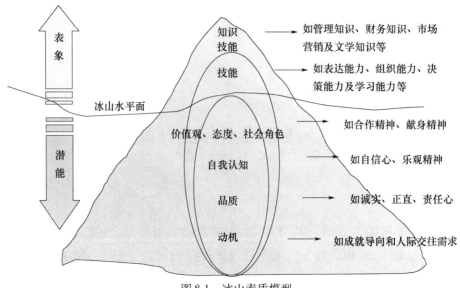

图 8-1　冰山素质模型

胜任素质模型自诞生之日起就被应用到人力资源工作的各个方面。实践证明，胜任素质模型可以提高企业的人力资源质量，提升组织的竞争力，还能推动企业发展战略的实现。

2. 洋葱模型

洋葱模型是在冰山模型基础上演变而来的。美国学者理查德·博亚特兹对麦克里兰的素质理论进行了深入和广泛的研究，提出了"素质洋葱模型"，展示了素质构成的核心要素，并说明了各构成要素可被观察和衡量的特点。洋葱模型与冰山模型异曲同工，是把胜任素质由内到外概括为层层包裹的结构。

其中，知识，指个人在某一个特定领域所拥有的事实型与经验型信息。技能，指个人结构化地运用知识完成某项具体工作的能力。态度，是自我形象、价值观以及社会角色综合作用外化的结果，会根据环境变化而变化。个性，是人对外部环境与各种信息等反应的方式、倾向与特性。动机，是推动个人为达到一定目标而采取行动的内驱力。

需要强调的是，知识和技能，是易于培养和评价的，态度和个性、动机，评价与后天习得都很困难。

3. 麦克里兰的成就动机理论

麦克里兰提出了人的多种需要，他认为个体在工作情境中有三种重要的动机或需要，如表 8-1 所示。

表 8-1 麦克里兰的成就动机理论

序号	需求类型	具体解析
第一种	成就需求（Need for Achievement）	争取成功希望做得最好的需求
第二种	权力需求（Need for Power）	影响或控制他人且不受他人控制的需求
第三种	亲和需求（Need for Affiliation）	建立友好亲密的人际关系的需求

麦克里兰认为，高成就需要者喜欢能独立负责、可以获得信息反馈和中度冒险的工作环境。他们会从这种环境中获得高度的激励。

麦克里兰发现，在小企业的经理人员和在企业中独立负责一个部门的管理者中，高成就需要者往往会取得成功。在大型企业或其他组织中，高成就需要者不一定就是优秀的管理者，原因是：高成就需要者往往只对自己的工作绩效感兴趣，并不关心如何影响别人去做好工作。

亲和需要与权力需要与管理的成功密切相关。麦克里兰发现，最优秀的管理者往往是权力需要很高而亲和需要很低的人。如果一个大企业的经理的权力需要与责任感和自我控制相结合，那么，他很有可能成功。

诊所管理者可以对员工进行训练来激发他们的成就需要，可以通过直接选拔的方式找到一名高成就需要者，或者通过培训的方式培养自己原有的下属。

4. 活力曲线

活力曲线，亦称末位淘汰法则、10% 淘汰率法则，指通过竞争淘汰来发挥人的极限能力，由通用电气公司前 CEO 杰克·韦尔奇提出，其实质就是末位淘汰。韦尔奇所推崇的活力曲线，被认为是给通用电气公司带来无限活力的法宝之一。

那么，以业绩为横轴（由左向右递减），以组织内达到这种业绩的员工数量为纵轴（由下向上递增），绘制活力曲线的正态分布比例，如图 8-2 所示。

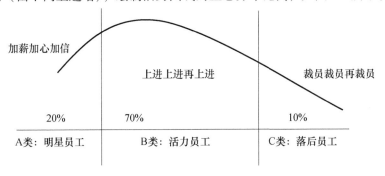

图 8-2 活力曲线正态分布图

利用这张正态分布图，将很容易区分出业绩排在前面的 20% 的明星员工（A 类）、中间的 70% 的活力员工（B 类）和业绩排在后面的 10% 的落后员工（C 类）。

A 类员工是激情满怀、勇于负责、思想开阔、富有远见的一批员工，他们不仅自身充满活力，而且有能力带动周围的人提高企业的生产效率。是否拥有这种激情，是 A 类员工与 B 类员工的最大区别，通用电气公司投入大量精力提高 B 类员工的水平，部门经理的主要工作之一就是帮助 B 类员工成为 A 类员工，而不仅仅是任劳任怨地实现自己的能量和价值，这就是绩效管理的魅力。C 类员工是不能胜任自己工作的人，他们更多的是打击别人，而不是激励，使目标落空，而不是使目标实现。作为管理者，不能在 C 类员工身上浪费时间。这种评估组织内人力资源的方法，韦尔奇称之为"活力曲线"。任何一家口腔门诊应该也可以把所有员工分成这三类吧？可以试一试。

"活力曲线"需要奖励制度来支持，A 类员工可以得到大部分股权和利润，失去 A 类员工是一种损失，一定要热爱他们、不要失去他们，每一次失去 A 类员工都要事后检讨并找出这些损失的管理负责人。最重要的是员工在不断地成长。

有些人认为将员工从底部的 10% 清除出去是野蛮的行径，事情并非如此，让一个人待在一个并不能让他成长进步的环境才是真正的野蛮行径。因为，在公司内部淘汰，他还有机会去寻找新的机会，如果放任自流的话，他最终很可能被社会淘汰，这才是最可怕的。

"活力曲线"之所以能有效发挥作用，是因为在这种绩效文化里，人们可以在任何层次上进行坦率的沟通和回馈。绩效管理是一个很好的管理工具，系统整合了其他的管理思想和办法，它在管理上不但有深刻的内涵，而且易于操作，还可以在此过程中培育美好的企业文化。

补充一下，末位淘汰法则，顾名思义就是将工作业绩靠后的员工淘汰掉，其实质是企业为了满足市场竞争的需要，在对企业员工的工作表现做出科学的评价后进行分类或排序，并按照一定的比例标准，将末几位予以调岗或辞退的行为。当然，末位落后的员工要不要淘汰，跟企业和一家口腔门诊的文化相关，跟人才储备是否到位有关，跟企业绩效考核等相关制度建设和经济补偿多少有关。

5. "活力曲线"的创新应用——华为的"微笑曲线"

"和而不同、欣赏差异、尊重人才、围绕目标、聚焦工作，让全世界的优

秀人才在华为展现才华。"这是华为的核心人才观，体现在比例上就是华为的
"微笑曲线"，如表 8-2 所示。

表 8-2　华为的"微笑曲线"

人员	比例
技术研究及开发人员	46%
市场营销和服务人员	33%
管理及其他人员	9%
生产人员	12%

二十多年来，华为一直保持这样的比例，人力资源配置呈"研发和市场
两边高"的"微笑曲线"。华为认为："公司的发展离不开优秀的员工，认真
负责和管理有效的员工是华为公司最大的财富。"华为每年派遣大量管理人
员、技术人员到国外考察、学习、交流。通过不断优化人力资源各个领域的
管理，为员工提供良好的工作环境和事业发展的空间。

8.2 | "发动机" 与自动自发

联想控股股份有限公司董事长、联想集团创始人柳传志说过："这种做发动机完成任务的感觉，和做齿轮完成任务的感觉很不一样——充满了成就感。而就在这一次又一次的设计、执行之中，主人翁的感觉也越来越浓，小发动机苗子涌现越来越多。"他认为，联想的大发动机是高层管理者；小发动机是分、子公司的领导以及职能部门的领导。这就是联想的发动机文化。

当然，这里的大小发动机要发挥作用，不仅仅需要链条间磨合，更需要充足的源动力。

本章第一节中提到的原动力，指原来的、先前的动力；而源动力，是说提供动能支持的，作为来源的来源动力。一个强调第一、原始的动力，一个强调源源不断的动力支持。

还有对"源动力"的另一种解析：

"源"——水流生出的地方。财富如高山甘泉之水，滚滚而来，生生不息。

"动"——行动，代表着人的执行力。

"力"——无穷的生命活力，做事干练、执着的精神。

"动力"——代表着激情、卓越、创造、进取的企业机器发展特性。

"源动力"——源自于动，动之于力，力之于人。一切目标的达成都源于卓越的动力！

作为一家想要持续盈利的口腔门诊，也需要建立这种"发动机"文化，快速挖掘包括医护人员在内的所有员工的源动力。只有激发出员工的源动力，员工才能自动自发。

自动自发，就是不用别人告诉你，你都可以出色地完成工作，就是变"要我做"为"我要做"，这就是优秀员工之所以优秀、绩效之所以高的最根本原因。

《自动自发》是《致加西亚的信》的作者阿尔伯特·哈伯德的又一力作，《自动自发》认为自动自发的员工是：对待工作，勤奋的人；对待公司，敬业的人；对待老板，忠诚的人；对待自己，自信的人。

话说回来，公司和诊所的员工来自四面八方，无论以什么维度为依据，都可以划分为多种类型，那么，老板和诊所的管理者应该如何激励这些同事自动自发呢？

按照工作主动性和完成任务的习惯，该书把管理者、公司员工和诊所的医护人员分为三种类型，即陪同型员工、工作型员工和老板型员工，如图8-3所示，然后对每种类型员工的特点进行分析，并探讨一下激励的措施。

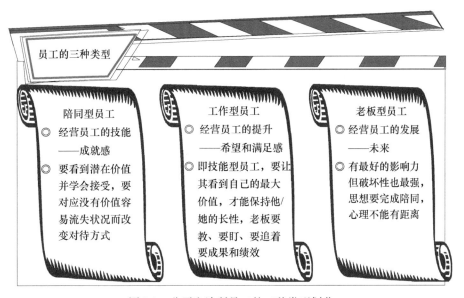

图8-3 公司和诊所员工的三种类型划分

8.3 / 员工定位、 路径清晰、 价值最大

一个口腔门诊的可持续发展，需要的是每个人的全力以赴，这里的每个人包括门诊主管、门诊主任、医生、护士以及前台、咨询师。老板和公司是为门诊盈利和员工发展服务的。但是，一个口腔门诊的所有员工更需要认清自己，对自己有一个明确的定位，将自己的能力数据化，更加客观地认识自己，通过在门诊的工作成果体现出自我价值，只有这样，才能在自己所擅长的领域创造出最高的业绩。

无论是医生、护士、门诊主任、前台、咨询师，还是门诊主管，既然选择了我们诊所，那么我们就要对他们负责，给他们一个明确的目标并指明方向，发掘其潜力。让每一位员工都获得一个施展平台，从而肯定自己、增强自信，通过这个平台获得别人的认可，继而获得一种事业的满足感。

一般情况下，当员工在门诊工作一段时间后，对门诊环境、业务工作、团队文化等都日益熟悉，80%的人可能会满足现状、停止前进的步伐，只有那20%的人不满足现状、还在努力。那么，对于80%的人来说，就需要公司和门诊主管、门诊主任和护士长等设计各种机制，采取各种措施对他们时时进行激励，以满足诊所业务的拓展需要。

可以帮助员工精准定位、打通路径清晰目标、发挥潜力体现价值的三力法则，如图8-4所示。

1. 群体之间的三力法则——原动力

原动力开发的根本之道是解决群体原动力，这样才可以形成强势的团队，发挥其最大的价值。架构不好原动力，那么一切都是纸上谈兵，空有一副架子，导致团队的运行掣肘。

作为门诊主管、门诊主任和护士长，要主动亲近员工，去倾听他们的故事，尊重他们的意见，用真诚的心靠近员工，并换位思考，激励自己也激励他人。

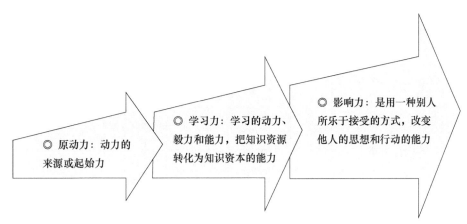

图 8-4 经营员工的三力法则

聊现在：比如，你现在有什么想法？对生活是否满意？如果不满意，那么，我可以帮到你吗？诸如此类。还可以聊一些对口腔医疗行业的认知和看法，你为什么要选择口腔行业？有怎样的愿景？你认为口腔医疗行业的问题在哪里？等等。

聊未来：比如，你小时候的梦想是什么？你上大学的时候梦想是什么？你工作之后的梦想又是什么？想通过多年在口腔门诊的工作得到什么样的结果？20 年后想要成为什么样的人？对自己的职业规划的有什么想法？等等。

《孙子兵法》中说："求其上，得其中；求其中，得其下；求其下，必败。"唐太宗《帝范》卷四中说："取法于上，仅得为中。取法于中，故为其下。"宋末元初时期的诗词评论家严羽在《沧浪诗话》中说："学其上，仅得其中；学其中，斯为下矣。"

也就是说，人的思想境界不同，行事的规范也有很大的差异。平庸之人总是把别人的成功归结为环境好、条件好、人缘好、运气好、机会好，而把自己失败的原因一概归结为外在原因。优秀的人都知道成功虽然与天时、地利、人和有关，但是从不过分依赖外在的条件，而以严格要求自己为底蕴。人的一思一念非常重要，如果制定的目标很低，那实际的结果可能更差。因此，做人做事应该志存高远，不能随波逐流。

也就是说，做事情要有一个高标准，才能得到好的结果。如果期望值定得低，那么，最后的结果只会更低。你想要得到什么样的结果，你要有个预期值，朝这个方向努力。

所以，门诊主管、门诊主任和护士长，要有自己作为带团队、带下属的管理者的目标计划，如表8-3所示。

表8-3 门诊主管、门诊主任和护士长的目标计划矩阵

绩效模块 ＼ 关键绩效事件	时间（周）												绩效指标重点
	1	2	3	4	5	6	7	8	9	10	11	12	
模块一：计划													财务
													顾客
													过程
													学习与创新
模块二：执行													财务
													顾客
													过程
													学习与创新
模块三：评价与激励													财务
													顾客
													过程
													学习与创新

门诊主管、门诊主任和护士长，还要为所带领的诊所团队成员制订目标计划，例如，团队成员的八周绩效计划表，如表8-4所示。

表8-4 诊所团队成员八周绩效计划表

部门：		组别：		计划负责人：		整体计划周期：60天						关键事项提示：	
本周目的：						占绩效成绩比重：						
计划执行阶段打"√"	1	2	3	4	5	6	7	8	9	10	11	12	主管人员方法建议：
周	项目	时间尺度	完成比例	最迟日期	后续项目	资源需求		完成情况：完成打"√"；进行中打"▲"；本周未完成打"×"）				
						经费	其他	
1								
2								
3								
4								
5								
6								
7								
8								

2. 群体之间的三力法则——学习力

学习是改变现状的唯一途径，也是能够获得成功的关键因素。学习可以提升一个人的能力，也可以提升一个团队的能力。关键是学习的方式和学习的内容是什么。团队领导者的学习主要是为了将自己的团队带领成更好的团队，而团队成员的学习，则主要是为了提高解决问题的能力，达成团队目标。

一个团队的学习过程，就是团队成员思想不断交流、智慧火花不断碰撞的过程。如果团队成员都能把自己掌握的新知识、新技术、新思想拿出来与其他团队成员分享，集体的智慧势必增大，1 + 1 > 2 的效果自然也就爆发出来了。

（1）团队学习的特征

团队学习通常表现出两大特征，如图 8-5 所示。

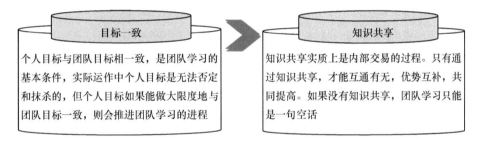

目标一致

个人目标与团队目标相一致，是团队学习的基本条件，实际运作中个人目标是无法否定和抹杀的，但个人目标如果能做大限度地与团队目标一致，则会推进团队学习的进程

知识共享

知识共享实质上是内部交易的过程。只有通过知识共享，才能互通有无，优势互补，共同提高。如果没有知识共享，团队学习只能是一句空话

图 8-5　团队学习的特征

（2）团队学习的形式

企业的学习一般通过集体培训的形式来展开，而团队内部的学习往往无法采用这种形式，但是团队的学习一样要受到重视，团队学习较多地是靠榜样作用，在团队中建立标兵形象，供团队成员学习，再有就是成员之间取长补短相互学习，更注重在实践中的学习与成长。

通过团队学习，把团队潜在的智慧转化成实实在在的团队智慧，最终实现 1 + 1 > 2 的效果。

（3）团队学习的作用及内容

团队成员之间存在一定的治理短板，这种短板的存在也是制约团队发展的主要障碍，通过团队学习，可以有效发挥团队成员的比较优势。团队学习的过程实际上就是团队成员相互协作、取长补短、实现共同目标的过程。

团队成员学习的内容不仅包括专业知识、技能，还包括人际关系、与他人的协作等。一个团队中的每个人不仅在团队日常工作中要实现协作，成员之间的学习也要实现协作，简而言之，成员之间互帮互助才能快速学习。

（4）强化团队学习意识的意义

善于学习的团队都有强烈的再学习意识，善于在实践中将理论和实际相结合，善于发现他人优点，并加以吸收。当团队真正在学习的时候，不仅团队能产生出色的效果，其个别成员的成长速度也比其他团队来得快。

3. 群体之间的三力法则——影响力

理想化的影响力，是能使他人产生信任、崇拜和跟随的一些行为，包括领导者成为下属行为的典范，得到下属的认同、尊重和信任。

构成影响力（或者说权力）的基础有两大方面，一是权力性影响力；二是非权力性影响力。

（1）权力性影响力又称为强制性影响力，它主要源于法律、职位、习惯和武力等等。权力性影响力对人的影响带有强迫性、不可抗拒性，它是通过外推力的方式发挥其作用。在这种方式作用下，权力性影响力对人的心理和行为的激励是有限的。构成权力性影响力的因素主要有法律、职位、习惯和暴力。

所以，在一家诊所里，公司正式任命的门诊主管、门诊主任、护士长具备权力性的影响力，但是，其他岗位的员工不一定没有影响力，未被正式任命而具备的影响力就是非权力性影响力。

（2）与权力性影响力相反的另一种影响力是非权力性影响力，非权力性影响力也称非强制性影响力，它主要来源于领导者个人的人格魅力，来源于领导者与被领导者之间的相互感召和相互信赖。构成非权力性影响力的因素主要有品格因素、才能因素、知识因素和情感因素。

影响力表明了一种试图支配与统帅他人的倾向，从而使一个人采取各种劝说、说服甚至是强迫的行动来影响他人的思想、情感或行为。无论是观点的陈述、障碍的扫除，还是矛盾的化解、风险的承担，具备该素质的人都会以愿望或实际行动的方式推动其达成或实现。

具备影响力素质的人通常表现出以下行为，包括"提请他人注意资料、事实与依据""利用具体的事例、证明等""强化自己的支持者，弱化自己的对立面"等。

☞ 案例分析：中老年镶牙种牙团队

冠美口腔中老年镶牙种牙第一团队：专注·专业·专科。

针对中老年人群镶牙种牙承诺：我们苛求技术，您只负责找到我们。

冠美口腔中老年镶牙种牙第一团队实力路径，如表8-5 所示。

表 8-5　冠美口腔中老年镶牙种牙第一团队

序号	实力见证	操作规范	承诺兑现
1	不是所有牙医都能进入冠美	冠美牙医筛选的四大标准	1. 牙医的黄金年龄在 30～45 岁之间 2. 至少 5 年以上口腔一线诊断经验 3. 至少 3000 例一线诊断案例 4. 人品正直、富有爱心、进取心强、敢于创新
2	绝对不接受实习医生、助理医生以及经验不足的进修医生	口腔诊疗需要大量的一线临床病例做积累，中老年口腔问题繁杂多变，对医生技术要求较高	1. 入职 60 天临床集中培训，视考试成绩决定是否上岗 2. 鼓励医生积极创新，反对墨守成规，一切皆为"早日享口福" 3. 每周一次病例讨论对疑难病例，提出解决方案，探索更多修复可能 4. 患者反馈是医生重要的考核标准，优者提升、庸者淘汰 5. 每月一次技术培训学习，提升整体素质，牙医技术无差别 6. 每年一次组织优秀医生赴国外学习先进的镶附和种植技术
3	牙医，真的是在用生命为您看牙		1. 完全在有菌的环境下操作，即使全副武装还是会有飞溅出的细菌造成血液污染 2. 常年低头工作颈椎、腰椎、腕关节、手关节都有不同程度损伤，牙医都有职业病
4	您的认可是对我们无形的鞭策		1. 不研究儿童正畸，不研究成人美容，我们只为中老年服务，只做中老年镶牙、种牙 2. 以患者为中心，良好的就医体验 3. 汇聚国内权威中老年口腔专家 4. 疗效第一，好专家就是好疗效
5	相关专题		太极扣附着体，延长基牙使用寿命；美学减龄方案，前牙美容保护牙釉质；双套冠附着体，让老人一口松牙再固定；球帽式附着体，让老人天天嚼花生；锁式附着体，牢牢固位防止吞咽；磁铁式附着体，留住残根不拔

8.4 / 陪同型员工及潜在价值和附加值

陪同型员工在一个企业里可能能力不是最强的，但是作为一个领导者要去全面了解这类员工，去发掘这类员工身上的潜在价值，要用公正的眼光坦然接受这类员工。

基于对陪同型员工的界定，我认为管理上比较有效的有两种做法：其一是全面接受这类员工，这样你就会走到他的心里，你就会更容易地看到这类员工身上的闪光点；另一种就是去了解这类员工面临的困难，员工差不可怕，可怕的是他/她不知道自己差多少，差到什么程度，不管是生活上还是工作上的困难，主动去帮助他/她解压，走进他/她的心里。

运用这两种方法归根结底要达到的效果就是贴近这类员工的内心。只有这样，你的员工才不会大量地流失，因为，没有彼此的承诺与交付，会失去彼此的信任。

陪同型员工，老板要看到其潜在价值和附加值，只有从心底完成全面接受，才可以加速培养和开发其潜在价值。

领导者一定要明白，这类员工一定要让他认识到他与别人的差距，差距在哪里？有多大？比如说，拿口腔门诊这一块儿的业务来说，有的人牙科临床经验丰富，但是，口腔医疗理论方面不是很强，又或是有的人理论很厉害但临床经验不丰富，所以，把每个人的优点放大，也就是把具备难以被模仿的优点的员工当做领头羊，让其他陪同型的员工去学习、去追赶。

此外，领导者一定要安排陪同型的员工去了解其在诊所的位置、职务、所从事或所管辖的区域，要让他/她多去观摩别的员工（尤其是绩优的员工）是怎么做的，用什么方法去做的，以及如何灵活解决所遇到的困难等。

实际上，作为门诊主管、门诊主任或护士长，肯定会观察每个员工的情况，当发现问题的时候，针对陪同型的员工，一定要在合适的时机和地点告知，切记不要操之过急。因为，这类员工的心理比较敏感，需要通过旁敲侧击，循序渐进去引导，这样会让陪同型员工产生强烈的归属感。

还有一个重要方面，就是找到这类员工的爆点。因为，每个人都有自己的爆点，而陪同型员工自我无法激发，这时候诊所管理者就要充当一个引路人的角色，去找出这种类型员工的爆点并引燃。关于爆点，可能是帮他/她解惑，或者一起加班，或者一起面对并合力处理一件事情。

更进一步，要发掘陪同型员工的附加值。所谓陪同型员工的"附加值"，其实就是员工的特殊能力，就是员工在某一个领域内表现出来的其他人无法替代的能力。就和世界上没有两片完全相同的树叶一样，陪同型员工也有在某些领域所展现的超过其他员工的地方。比如说，在会诊时，他对某类口腔问题有自己的独到见解和医疗手段，而这点可能是别的员工没有的，那么，就要将他的这个优点放大，从这个优点出发去挖掘他/她的潜在价值。

世界上每一分每一秒都在发生着变化，没有一成不变的事物，也没有一成不变的人。所以，不管陪同型的员工在某一段时间有哪些改变，作为领导者都要去相信、去鼓励、去协助。因为，这样会大大减少人员流失，减少有潜在价值员工的离职率。

所以，对于我们口腔门诊来说，不要轻易放弃任何一个员工，不妨相信一下，陪同型的员工也会在你所需要的地方给你一个意想不到的惊喜。

8.5 / 工作型员工价值体现和空间明确

作为工作型员工，价值体现尤为重要。其中，收入是工作型员工价值体现的一个重要方面。因为，能力水平不同、业绩高低不等，所得到的薪金也是不一样的。

工作型员工是所有类型员工中工作能力最强的，但是他们所需要的并不仅仅是多少奖励，他们还需要得到老板的关注，并把老板的关注度视为对自己的肯定，如果老板对他的关注度越高，那么他所贡献出的力度和价值体现也就会越火。并且老板的关注一定是发自肺腑的，而不是虚有其表的敷衍。

我们在口腔门诊运营过程中会出现很多的问题，很多的困难。技术上的困难，我们可以组成牙科专家团队开研讨会，集体决策选出一个解决方案。但是，其他的非技术性问题，尤其是人与人之间的问题却很难解决。如果责任担当不够，员工之间相互推脱责任，团队自然就没有凝聚力。

所以，要化解人与人之间的难题，形成一个依靠也是一种捆绑，需要明确岗位职责，建立胜任模型，规定分工协作以及责权利，即多用制度和机制来解决。比如，能讲的人做项目主管，有特长的人做技术传播，稳重的人可以做店长。

工作型员工更看重技能的提升。公司老板和诊所管理者不妨进行调研和谈话，收集工作型员工们的技能提升需求，建立除本岗位技能之外的技能提升矩阵，如表8-6所示。

表 8-6　工作型员工技能提升矩阵

相关专业领域	相关行业经验／案例研讨	技能与素养培养策略
通识经管类专业 管理 销售 营销 保险 银行业 人力资源	零售店 酒店及餐馆 银行以及其他金融机构 保险公司 政府机构 非营利性组织 自己创业	1. 通过加入学生组织来培养领导能力 2. 通过实习或兼职来获得相关领域的经验 3. 发展一个你可以和雇主沟通的清晰的职业生涯目标
管理 综合管理 人力资源 办公室系统 经营 生产管理 质量控制	零售以及其他服务行业 制造型企业 政府机构 非营利性组织 银行以及其他金融机构 酒店及餐馆 卫生保健行业	1. 培养坚实的人际沟通能力 2. 在学生组织中获得领导角色 3. 通过实习或兼职工作来获得相关领域的经验 4. 在操作管理上获得一些统计或计算机系统管理方面的能力培训
营销 销售零售 客户关系 采购 银行业 市场研究 品牌管理	营利与非营利性组织 产品和服务性组织 制造型企业 保险金融机构 印刷以及电子媒介 零售行业 咨询公司	1. 通过工作和实习来获得销售经验 2. 培养你的人际沟通能力 3. 展现你的旺盛精力 4. 获取领导经验 5. 获取 MBA 学位从而能够进行品牌管理、咨询及研究

8.6 老板型员工的定位与人人是创客

很多人都有创业的想法，比如："五年内我要开一家自己的牙科诊所""自己当老板，自己说了算，很多举措就可以水到渠成"等。其实，一个人在成为创业者之前并不一定要拥有自己的企业，一名医师成为诊所老板之前并不一定要拥有自己的口腔门诊。

事实上，许多有创业想法的人等待数年才开始创办自己的公司，许多牙医是通过加入口腔连锁机构成为合伙人，许多牙科小诊所走得举步维艰最后被并购，而其他更多的人从未开办过自己的公司。

或许你的公司里就有不少员工也有创业的想法。尽管在这段时间，他们为你工作，但是在内心深处他们仍然是创业者。那么，如何领导这样的老板型员工？如何让他们发挥最大的能力？记住，有创业想法的员工与其他员工是不同的。所以，如果你想创造一种环境，让创业型员工可以做到最好，那么，就要努力地去适当管理和引导他们。

👆 比如，海尔2015年的发展主题：人人创客，引爆引领。八个字，两层意思：

人人创客，是引爆引领的必要条件，也是整个企业变革的一个非常重要的方向：整个企业要从管控型组织变成投资平台，每个人不再是执行者，而是创业者；整个组织，从原来的传统组织变成互联网组织，不是目的，人人创客的目的是实现引爆引领。

"引爆"改变了过去新产品上市的做法。过去，新产品上市爆发得非常厉害，车排在那里拉货，大家非常高兴。但是，那种新产品爆发，就像放礼花一样，非常绚烂，但很快就消失了。

"引爆"是要引爆用户流量，要从产品的销量转变为用户的流量，不过，用户流量还不是（最终）目的，最后要变成"引领"。例如，电商就把原来传统的销售完全颠覆了，互联网金融把传统的银行也颠覆了，这才是真正的引领，是和别人完全不一样的。

引爆的前提是人人创客，人人创客的前提是两个平台：投资驱动平台和用户付薪平台。今天是创客，明天不一定是，需要持续的驱动力。第一个驱动力就是投资驱动，也就是所有的创客创造出的价值谁来认可？有没有风投？有风投就是资本的市场化，风投进来后一定要求人才的市场化——人不行，就必须要换人，人才市场化就意味着薪酬市场化。这跟过去雇用职业经理人不是一个概念：职业经理人往往是来以后谈条件，一年给多少钱、什么待遇等等；现在不是，而是完全的市场化——能够为市场创造多大的价值，你就可以得到多少，假如上市，还会拥有一定的股份。

为什么每个人都要成为创客？第一，从外界来讲，时代的变迁，使得每个人都要成为创客，不成为创客就没有办法生存。不是你想不想变的问题，而且必须要变，越早变越好。第二，企业的宗旨是"以人为本"，这是企业一以贯之的做法，上世纪 80 年代就是这么做的，过去条件不成熟，所以没有做起来，现在有土壤和条件，为什么不赶快做起来？

老板型员工是创客型的员工，老板型员工拥有极强的工作能力和思维能力，可以很好地调和员工之间的关系，更好地激励周围的同事。重要的是老板需要老板型的员工做领头羊，发挥个人魅力去带领团队攻坚克难。

如何管理老板型员工？给大家八条建议，如图 8-6 所示。

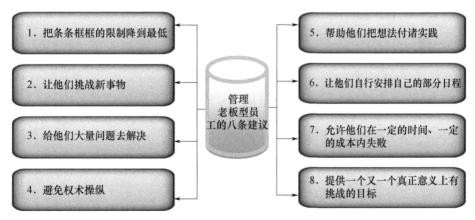

图 8-6　管理老板型员工的八条建议

☞ 落地工具："早夕周月年" 会议管理

开会是组织机构群体沟通最主要的形式，也是经营员工最好用的方式。

老板经营企业少不了开会，一家口腔门诊随着规模的扩大、团队成员的增加，也需要通过会议的形式进行信息的传递，比如，下达目标任务、调动员工积极性、跨部门沟通等。

然而，现实中很多职场人士对开会这种方式，特别是目标不明、过程混淆、结论悬空的会议，常常是既烦腻、又无可奈何。那么，如何开出一次次会前有目标、会中有控制、会后跟踪落实、同时，效率又高、成本又低的会议呢？这很值得探讨。

1. 口腔门诊会议的分类

总体而言，口腔门诊的会议可划分成三类：

·大会：总结动员会（激活群体，指明方向，反复盯流水目标）每季度、每月度召开

·小会：工作会（解决工作问题：天天开，包括早会、夕会）

·私会：个人会议（专为一个人开的，解决非正常问题）

2. 口腔门诊会议的原则

由于口腔门诊所处发展阶段的不同，在会议管理方面也要因时制宜、因地制宜、因人制宜。总体来说，不同类型的会议还是有一些共同的原则需要遵循的。

原则一：不解决问题不开，不开发项目不开，以激发员工士气提升工作总项价值为原则。

原则二：对应方向和结果，强调统一思想，放大结果点、经济增长点。

（1）动员总结会的原则

·上个月做得如何，复盘，制订下个月的目标

·该往哪方面努力，方向明确

·放大结果点

（2）工作会的原则

·树立榜样，让员工多讲（今天的努力就是为了昨天"吹过的牛"）

·只针对问题，不针对任何人

·明确第二天的工作重点

（3）私会的原则

·卸压，又称心态表达

·以对方为主：没身份、没教育、没脾气

总结：原则永远比方法更重要。必须知道原则：大会的目的是要有状态，有方向；小会的目的是要有改变，有进展；私会的目的，是要有感觉，有触动。

3. 口腔门诊会议的操作方法

（1）周期上：定期召开。例如，公司组织的早会、夕会、周会、月度总结计划会和年会等；设置周期和频次的好处是能让员工养成习惯，组织、协调和管理人员提前做准备。

（2）内容上：①确立主项、定方向。包括员工成长、项目开发、季节过度、客群培养等方面。例如，关于员工成长，不是要求其做多少，而是成长了多少；发现员工的优点，知晓其努力工作的程度和辛苦，尤其是对受了委屈还能正常工作的，要在会上进行表扬和嘉奖。②分析店，观全局（分析店时，要分析员工状态）。包括三个方面：一是员工总体状态再提升；二是客群的整体验证再推进；三是项目的进展再普及。进行这一分析的好处是：既能帮助全员树立信心，促进每个月冲流水，使麻木状态变得思想清晰；又能通过分析，确认主要工作事项或提升事项，并保证理由绝对充分；同时，还可以对主项的好处和价值做讲解（对员工群体形成带动），走进员工，表态配合，能理解员工，才能配合他们。

（3）具体操作上：早会、夕会、周会和年会的落地实操，如表 8-7 所示。

表 8-7　早会、夕会、周会和年会的落地实操

会议类型	项目	具体操作指导
早会	目的	鼓励士气；传达公司的政策；了解员工的思想
	黄金 600 秒	·问好，报到，检查仪容仪表，工服 ·今天门诊的流水目标，人数目标，转介绍目标 ·交代今天的特殊患者或特殊事情 ·总结，喊口号，结束早会
	注意事项	提前准备；营造气氛；非"批斗大会"；把控时间；复杂事情可会后解决；有的事情可私会解决

续表

会议类型	项目	具体操作指导
夕会	目的	解决问题；总结数据；了解员工的需求
	流程	·统计今天目标完成情况 ·医护分组分析今天接诊情况 ·护士长做今日总结，及客户感觉分享 ·门诊主任做当日病例分析 ·门诊主管汇报并解决当日患者出现的问题
周会	目的	总结，沟通，计划，了解，提高
	会议内容	·用目标数据开会 ·失败病例分析 ·门诊需要采购的或是需要解决的事情 ·表扬和奖励 ·传达上级的思想和新工作 ·公布下周的目标数据
	注意事项	定好主题；把控时间；循序渐进；多表扬、多鼓励；自由发言；兑现奖励
年会	说明	目的和会议内容，与周会大致相同；特殊的是"公布明年的目标数据"

（4）复盘总结上：通过确立主项，指导员工，坚定方向，认可员工可以让员工进入主项；通过分析让员工明确主项；通过主项价值，让员工愿意去做；老板有表态，有陪同，有服务；员工有概念，员工心理会更舒服。

第9章

激励：薪酬杠杆系统

百思特运营哲学：一个老板从一家店开到几家店的成功，起作用的就是未来的回报。一名员工从一个基础员工做起，一直做到你的职业经理人，或者是股份拥有者，是薪酬杠杆起的作用。

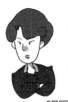

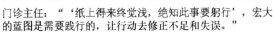

老板："企业经营管理的一类有趣实用的管理定律就是'行动——团队——战略'的'自行车定律'。"

门诊主任："'纸上得来终觉浅，绝知此事要躬行'，宏大的蓝图是需要践行的，让行动去修正不足和失误。"

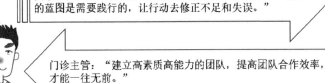

门诊主管："建立高素质高能力的团队，提高团队合作效率，才能一往无前。"

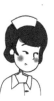

护士长："不要盲目前进，要瞄准目标；寻找和把握正确的方向，并适时调整。"

员工的薪酬应该怎样设计？工资有高与低的区间。比如，给员工 5000 元的工资，企业的成本是多少？按照国家法律规定，5000 元的工资大概个人所得税是 300 元，企业给员工缴纳社会保险，大概要 1300 元，还有住房公积金等，加在一起，一个工资是 5000 元的员工，企业要为他支出的所有成本大概要 7000 元。

所以，员工的薪酬不宜太高，当然也不宜太低。如果太高，你的成本就吃不消了；如果太低，可能就留不住员工。

但是，需要重点强调的是，对新员工产生直接影响的并不是工资，而是他对产品、服务、项目与企业前景的感觉。所以，笔者这里说的是全面薪酬体系，是薪酬杠杆系统。

总而言之，薪酬对于企业家或者管理者来说，并不仅仅是给予员工的报酬或回报，更是一种重要的管理工具。如何设计运用薪酬机制，发挥薪酬杠杆的作用，也是口腔门诊运营管理中需要关注的关键问题，经营者要构建科学、合理、有效、符合口腔门诊业务特点、行业特性的薪酬激励体系，才能真正让人才队伍焕发活力，创造更好的经营业绩。

9.1 / 口腔门诊的薪酬搭建

薪酬，是企业对员工的贡献，包括员工的态度、行为和业绩等所做出的各种回报。从广义上讲，薪酬既包括工资、奖金、休假等外部回报，也包括参与决策、承担更大的责任等内部回报。

作为一个口腔门诊的经营管理者，在搭建员工薪酬体系时，首先需要扪心自问，明确三个前提，如图 9-1 所示，才能真正设计出行之有效、促进发展的薪酬机制。

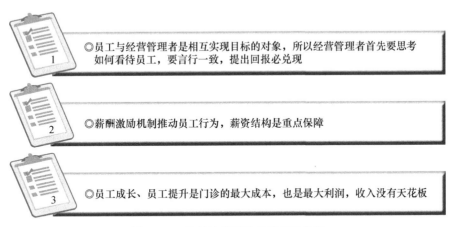

1 ◎员工与经营管理者是相互实现目标的对象，所以经营管理者首先要思考如何看待员工，要言行一致，提出回报必兑现

2 ◎薪酬激励机制推动员工行为，薪资结构是重点保障

3 ◎员工成长、员工提升是门诊的最大成本，也是最大利润，收入没有天花板

图 9-1　口腔门诊薪酬体系搭建的前提

也就是说，明确了前提就是明确了口腔门诊薪酬设计的策略——回报，激励，共赢。那么，在搭建口腔门诊薪酬体系时，经营管理者还要明确薪酬的目的，才能发挥出最大的激励效用，具体来说可以从下述三个关键点入手。

1. 薪酬设计多元化，要有组合形态

一个科学、完善、有效的薪酬体系应该包括哪些内容呢？一般来说，至少要包括合理的薪酬结构、统一的薪酬标准、差异化的分配兑现方式和长效的调薪机制。对于口腔门诊来说，无论是薪酬结构、分配兑现方式还是调薪机制都不能单一化，要从不同维度进行多元化设计，才能充分激励员工，否则可能会导致员工对薪酬的"审美疲劳"，丧失活力。

例如，某口腔门诊就从底薪、服务量、带人能力、项目完成情况这几个维度设计组合形态的薪酬体系，如图9-2所示，并不复杂但却非常适合运营初期的口腔门诊，确保了给员工的多因素付薪，同时，还强调了薪酬的绩效激励性。

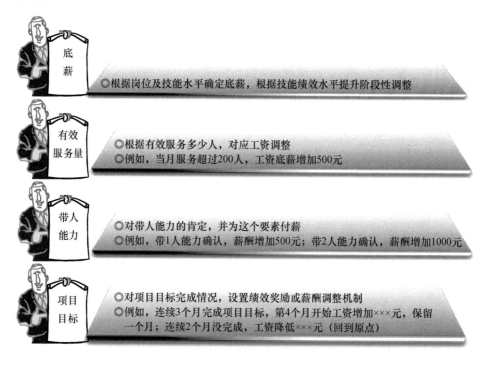

底薪
◎根据岗位及技能水平确定底薪，根据技能绩效水平提升阶段性调整

有效服务量
◎根据有效服务多少人，对应工资调整
◎例如，当月服务超过200人，工资底薪增加500元

带人能力
◎对带人能力的肯定，并为这个要素付薪
◎例如，带1人能力确认，薪酬增加500元；带2人能力确认，薪酬增加1000元

项目目标
◎对项目目标完成情况，设置绩效奖励或薪酬调整机制
◎例如，连续3个月完成项目目标，第4个月开始工资增加×××元，保留一个月；连续2个月没完成，工资降低×××元（回到原点）

图9-2 某口腔门诊组合形态薪酬体系设计

2. 薪酬体系直接体现运营目标

在薪酬体系主体框架设计多元化、组合态的基础上，口腔门诊薪酬体系中薪酬的分配标准，尤其是绩效奖励等浮动薪酬的分配标准的设计，应该直接体现门诊的运营目标。也就是说，要让个人和组织利益与企业发展一致，员工的收入要与门诊业绩息息相关，这样才能更好地发挥薪酬激励的作用。口腔门诊常用的两种绩效奖励的设计方式，如图9-3所示。

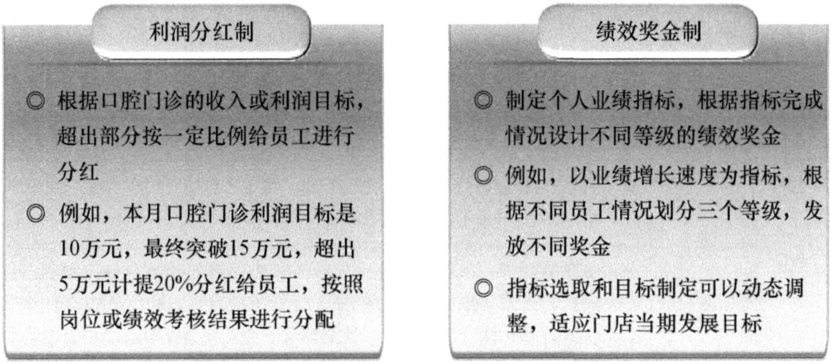

利润分红制	绩效奖金制
◎ 根据口腔门诊的收入或利润目标，超出部分按一定比例给员工进行分红 ◎ 例如，本月口腔门诊利润目标是10万元，最终突破15万元，超出5万元计提20%分红给员工，按照岗位或绩效考核结果进行分配	◎ 制定个人业绩指标，根据指标完成情况设计不同等级的绩效奖金 ◎ 例如，以业绩增长速度为指标，根据不同员工情况划分三个等级，发放不同奖金 ◎ 指标选取和目标制定可以动态调整，适应门店当期发展目标

图 9-3　口腔门诊常用绩效奖励设计方式

3. 薪酬机制要能激励员工行为

薪酬机制不仅仅告诉员工工作能拿到多少报酬，业绩提高能获得多少额外收益，更要能让员工通过薪酬回报知道该如何工作，影响员工行为从而提高整体绩效。

薪酬机制也在很大程度上反映了一个口腔门诊运营管理者的运营战略及管理风格。在门诊发展的定位上，员工第一，客户第二，而老板也就是运营管理者则定位为服务者、支持者。

因此，在薪酬机制设计上，可以设立一些明确的鼓励员工良好行为的项目，类似于传统薪酬体系中特别奖励的设置，这对于口腔门诊来说也是很有效且很必要的。例如，全门诊新项目推介拉动收入，当月排名第一的奖励500元，全年排名第一的奖励8000元等。

☞ 模型分析：全面薪酬体系框架

全面薪酬体系源自20世纪80年代中期的美国，是目前全世界范围内尤其是欧美发达国家普遍推行的一种薪酬体系。当时美国公司处在结构大调整时期，许多公司将相对稳定的、基于岗位的薪酬战略转向相对浮动的、基于绩效的薪酬战略，使薪酬福利与绩效紧密挂钩。

全面薪酬，不仅包括传统的薪酬项目（例如，企业向员工提供的货币性薪酬），还包括为员工创造良好的工作环境，对员工有激励作用的能力培养方案，非物质的奖励方案以及工作本身的内在特征、组织特征等所带来的非货币性心理效应，其理论框架如表9-1所示。

表9-1　全面薪酬体系理论框架

薪酬项目		说明
货币性薪酬	直接薪酬	➢ 包括基本薪资（固定薪资），如：基本工资、绩效工资、津贴等；奖金（变动薪资），如：股票期权、奖金等
	间接薪酬	➢ 主要指福利，由两个部分构成：国家法定福利和企业补充福利。这是以间接的方式提供的外在的薪酬，与劳动者的能力和绩效没有什么关系的收入，如：社会基本保险、各类休假、企业补充保险、福利、培训发展等
非货币性薪酬		➢ 主要指来自工作本身、工作环境、身份标志、组织特征等几个方面的心理感受效应 ➢ 工作本身带来的心理效应包括：工作的乐趣、工作的挑战性、工作的成就感、工作的责任等 ➢ 工作环境带来的心理效应包括：友好和睦的同事关系、领导者的品格与工作风格、舒适的工作条件和环境等 ➢ 身份标志带来的心理效应包括：担任了令人尊敬的职位等 ➢ 组织特征带来的心理效应包括：组织在业界的声望、组织在业界的品牌与名誉、组织在行业的领先地位、组织高速成长带来的机会与前景等

在口腔门诊的薪酬体系设计中，同样应该强调全面薪酬，这是符合人们需求层次理论及现代企业经营管理实际的。全面薪酬体系在口腔门诊中的设计应用，通常采用的模型，如图9-4所示。

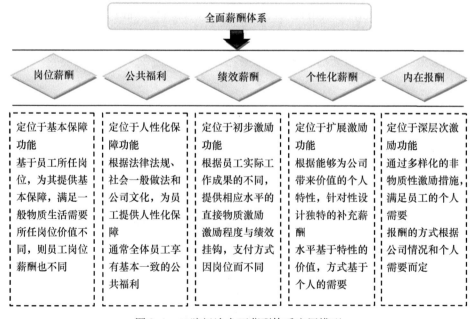

图9-4　口腔门诊全面薪酬体系应用模型

9.2 | 工资的组合形成与设定

　　工资，是指劳动关系中的劳动者为用人单位付出正常劳动的情况下，用人单位依据劳动合同的约定，以货币形式支付给劳动者的劳动报酬。一般包括计时工资、计件工资、奖金、津贴和补贴、加班加点工资，以及劳动者在患病、工伤、产假、婚丧假、年休假等特殊情况下，按计时工资标准或计时工资标准的一定比例支付的工资。

　　工资是劳动者获得的劳动报酬的主要组成部分，但不是全部。也就是说，劳动者的劳动报酬并非都是工资。

　　工资可以分为标准工资（又称基本工资）和非标准工资（又称辅助工资）。其中，标准工资，是指按规定或劳动合同约定的工资标准计算的工资，包括实行结构工资制的基础工资，以及职务工资、岗位工资、工龄津贴、教龄津贴、护士工龄津贴等，我们可以形象地称之为"死"工资。而非标准工资，是指标准工资以外的各种工资，如奖金、分红、加班加点工资等，我们可以形象地称之为"活"工资。

　　口腔门诊的工资组成应该是多重收益的组合形式，做到"能提升、能兑现，不固定"，这样员工才有收入空间，不能单一化，否则会影响薪酬对员工的吸引力和激励性，员工易疲惫无动力。具体来说，口腔门诊工资组成中的标准工资部分，通常有底薪、岗位工资或津贴等，而非标准工资部分则灵活多变，根据口腔门诊的自身运营项目特点、发展阶段而各具特色。

1. 全员分红机制，让大家拼命工作

　　要达到老板与员工的共赢，必须建立科学有效的分配机制。员工对于正常收入只付出正常劳动，想要激励员工付出超常能力，那么，薪酬机制上就必须让员工得到超常的回报。

所谓全员分红机制，就是设定一个口腔门诊的业绩基数，然后把超出部分，按照一定比例分给员工，全员按系数进行分红，获得分红回报。值得注意的是，分给员工的部分可以占超出部分纯利润的50%以上，而且分红周期要尽可能的短，才能更好地发挥效用。

这种机制将员工利益与口腔门诊的利益和发展进行了捆绑，如果把基数分为几个等级，等级越高返利比率越高，对员工的激励作用则会更大，员工还会为了冲刺更高的基数，空前团结，互相帮助与协调，从而促成口腔门诊业绩的提升。

2. 核心层分红机制，留住核心人才

分红奖励的基础，通常可以分为三种类型：全量、存量、增量。全量，即所有的利润；存量，即是全量减去增量；增量，即超出过去基值或共识标准以上的利润。

对于口腔门诊的核心层，包括业务骨干、技术能手、门诊主任、门诊主管等，增量收益权是最有激励价值的分红模式，具体如图9-5所示。

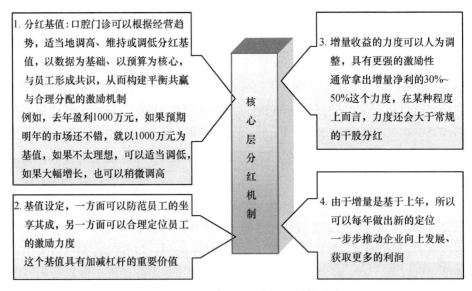

图9-5　口腔门诊核心层分红机制的设计

9.3 工作工资与发展性工资

在传统工资结构组合模式中，我们可以看到不同业态、不同岗位、不同人员的工资设计理念是不同的。那么，在口腔门诊的薪酬激励管理实践中如何运用不同的组合设定来达成发展目标，实现最大化激励呢？

接下来，就谈一谈适用于口腔门诊的各项工资结构项目如何设定与应用吧！

1. 工作工资的设计

所谓工作工资，就是只要工作就可以拿到的工资，口腔门诊目前使用的工资结构大多都属于工作工资，包括底薪、提成、工作量工资、分红、福利等，一般与岗位职责、绩效考核相联系。口腔门诊工作工资各项项目的设定具体如表9-2所示。

表9-2　口腔门诊工作工资的设定

序号	工作工资项目	设定说明
1	底薪	固定的，只作参考，不作浮动
2	提成	• 底薪低提成高：吸引员工，关注收入总量 • 底薪一般，提成有体现：根据口腔门诊经营发展目标设计，比如推广项目，哪个项目有价值就要比其他项目提成高 • 底薪高，提成一般：起到稳定军心的作用，稳定收入，以稳定收入为主，根据门诊变革的不同阶段完成底薪的设定
3	工作量（计件工资）	• 固定操作基数不能变，可以有奖金（如服务的洁牙循环顾客频次，单月达成300人，奖励1000元），工作量越大，工资越高，通过增加顾客留店的心理感受与感觉，从而提升营业额 • 不固定计件工资标准，可以设计与绩效挂钩（比如，服务顾客100人以内20元/每人，200人以内50元/每人）

续表

序号	工作工资项目	设定说明
4	分红	• 对贡献分红：给予工作时间长的、业绩高的员工 • 特殊分红：给予特殊的岗位，会拉开收入差距 • 核心层分红：分红要有变动，不能一劳永逸，核心层分红可以以门诊员工收入来做确定，与员工收入的总量挂钩，当员工的总收入达成××时，分红比例××% • 员工分红：以整体业绩总量的固定百分比来做分红，总额确定以个人业绩的占比来做额度确认（例如：大夫以转介绍人数＋营业额；护士转介绍人数；前台接待总人数等）。个人业绩要有底线，依据口腔门诊总利润的百分比做分配
5	福利	• 法定福利：五险一金、休假等 • 额外福利：补充保险、培训、员工关怀等 • 自行选择福利包：根据业绩、历史贡献，给予福利额度，自行选择福利项目

2. 提升工资的设计

所谓提升工资，是指激励员工通过能力的体现获得工作工资额外的收益。可以说，提升工资是引导员工关注第二层面个人的额外收入来源，在口腔门诊中应用性很强，具体如图9-6所示。

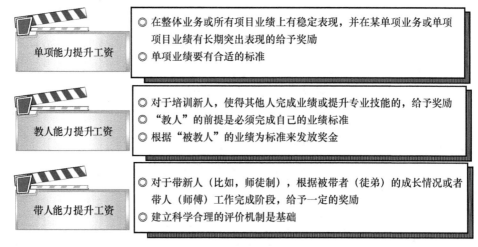

图9-6　提升工资的设计三个维度

3. 发展工资的设计

所谓发展工资，是指激励员工通过职位的变化获得工作工资，是提升工资外的高额收入，主要用来体现员工的职业发展性。当然，口腔门诊的发展性要与员工的发展性成正比。一般来说，发展工资与职位或职级体系相对应，级差越大，对员工的激励作用越强。发展工资是职位或职级的收入体现，因此也具备晋升性。

具体来说，口腔门诊的门诊主管（店长）工资一定要超过员工工资 5 ~ 8 倍，才能促进员工努力竞争做店长；而护士和护士长、医生与门诊主任的发展工资要相差两倍以上。

4. 未来性工资的设计

所谓未来性工资，是指吸引员工朝着老板期许的方向发展的价值回报，可能是现实回报，也可能是职业前景，还可能是事业价值。口腔门诊的经营管理者对员工的个人价值要有所评估期待和规划，让员工找到自己未来的目标与归属，才能提前进入角色，从而建立影响力价值，实现团队裂变成长。

对于未来性工资来说，它不是一个具体的数额或标准，而是一种面向未来的、待形成的规划和机制。可以是说明性的规划设定，只讲概念和额度并不设计细节；也可以是机制的说明，只做职业描述，不做技能细节设置，总的来说就是建立一个口腔门诊与员工个人的共同愿景。

5. 奖金的设计

这里说的奖金，并不是指业绩提成或绩效考核的奖金，而是适用于口腔门诊的阶段性的、临时性的给予员工的现金奖励。通常有两种形式：一是认可的奖金，指对员工工作的认可，金额可高可低，经常性存在；二是激励性奖金，针对某些特殊情况（比如成交特大客户、扩张新店），给予当事人的奖励，金额要高一些，偶尔发放，等于给所有员工树立了榜样。

9.4 / 针对通道设置工资体系

薪酬体系与职业发展体系是密切联系的，设计得当的话可以发挥出 1 + 1 > 2 的效用。因此，进行口腔门诊的工资体系设计时，应基于职业发展体系，针对不同晋升通道的设置，做好对接。那么，口腔门诊的晋升通道又有什么特点？体系设计又有何关键之处呢？

1. 晋升通道与发展战略相关

口腔门诊应定期制定发展目标和方向，从上至下都应该为未来发展目标提供服务。员工的晋升通道从口腔门诊战略出发，根据口腔门诊战略发展需要描绘出口腔门诊所需人才，在这些基础工作上进行分析，评估各部门岗位的设置是否合理。另外，在人员编制上需要做到合理分配，根据口腔门诊规模和发展等因素驱动员工成长。

这样，口腔门诊的员工能够明确自身的发展方向、发展机会和对口腔门诊的意义在哪里，这样能更好地促进人才投身到晋升通道中。

2. 口腔门诊晋升通道应与员工需求结合

谈到晋升通道，很多人首先想到是晋升主管或者更高的职位。其实，现实工作中，并不是所有人的晋升都要走单一的行政通道，员工也未必都想要成为管理者。另外，口腔门诊的管理者本身有限，过度的晋升和竞争容易导致人员流失。

口腔门诊应考虑到员工的职位需求，开辟多种职位序列，如技术序列、营销序列、服务序列等，在这些序列中根据不同的等级进行划分。

常见的企业晋升通道体系设计，如图9-7所示。

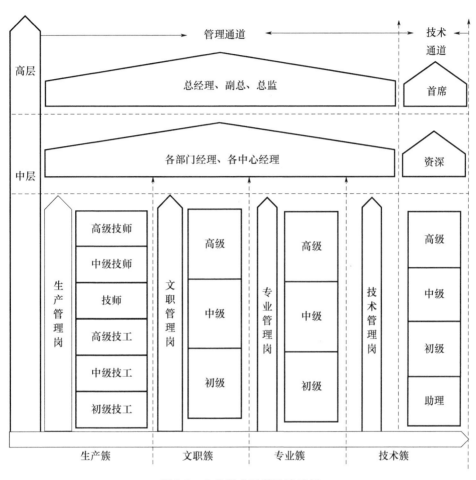

图 9-7　企业晋升通道设计示例

例如，很多口腔牙医并不想做管理，他们在自己的领域技术精湛，因此，口腔门诊可以为这类人才建立技术水平的晋升通道，晋升后为他提供相对应的薪资标准和福利。

3. 口腔门诊晋升通道应与任职资格制度挂钩

通过上述第二点我们可以了解到技术类员工特殊的晋升通道，它是根据工作任务和难度，将工作划分为多个等级，并且明确标明每个级别的知识、技术和经验等要求，建立人才任职资格体系，使人才通过越来越高的任职资格达到晋升。

但是，需要强调的是，简单的标出等级差距是不够的，需要在此基础上进行细化，使员工清楚自己晋升的具体点，这样就可以引导任职的员工对自己的要求有更明确的认知，并为之努力。

　　某口腔医院为骨干员工设计的院长五年成长计划，如图9-8所示。

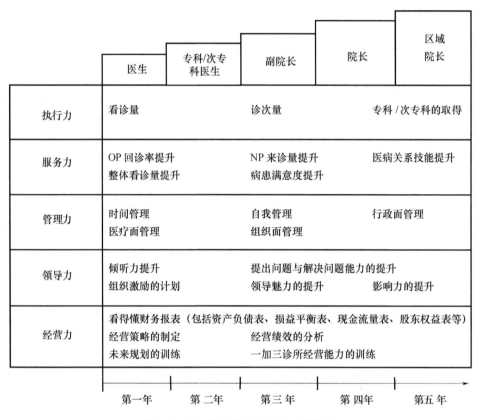

图9-8　某口腔医院院长五年成长计划

4. 案例分享：某口腔门诊执业医生执业发展体系

口腔门诊执业医生晋升有两种通道。

　　职位晋升：提供专业的培养培训，帮助执业医生能力成长，获得职位上升通道，具体设计为"住院医师→主治医师→副主任医师→主任医师"。

　　能力晋升：执业医师岗位根据不同能力上升级别对应不同层级的薪资级别，能力越高，对应薪资级别越高，每半年至一年考察评定一次。

　　执业医生任职资格标准，如表9-3所示。

表 9-3　某口腔门诊执业医生任职资格标准表

一级标准	1. 具备 2～3 年口腔临床经验，有执业医师资格证 2. 可独立开展常规基础工作，复杂工作均需要在主治医生的指导下完成 3. 复杂工作均在摸索中，不具备种植、正畸、复杂的修复技能等熟练特征
二级标准	1. 具备 3～5 年口腔临床经验，有执业医师资格证 2. 可独立开展常规基础工作，复杂工作部分需要在主治医生的指导下完成 3. 复杂工作均在摸索中，具备种植、正畸、复杂的修复技能等熟练特征
三级标准	1. 具备 3～5 年口腔临床经验，有执业医师资格证 2. 具备可独立开展种植、正畸、复杂的高端修复其中 1～2 种技能

9.5 / 口腔门诊网状通道设计

在企业人力资源管理中，员工的职业发展体系大致分为单一、纵向、横向、网状四种职业发展通道模式，具体如图9-9所示。

单一通道	纵向通道	横向通道	网状通道
体现为所有员工均只有一条晋升通道，即管理晋升通道员工发展空间狭窄，几乎没有晋升和发展空间	设置管理、技术、项目管理等多个发展通道 但是，通道间互相区隔，一个职位只能向高级职位纵向发展	特点是打破纵向模式的通道间区隔，拓宽了职业发展通道 可以激发员工潜力和组织活力	可以网状流动，并有明确的发展导向，配套完备的流动标准和流动控制机制 为员工提供多元化的职业发展可能

图9-9 员工职业发展体系四种通道

其中，网状通路更适用于口腔门诊的情况和发展，尤其是合伙人模式更是大势所趋。

口腔门诊的发展靠的是关键性人才，人才在一个组织平台得以留下来，看的是薪酬待遇和发展空间，而发展空间就是能有怎样的晋升空间，以及在这个平台下到底能不能有所作为，能有多大的职位空间以至于是否能成为公司合伙人，与公司共担风险，共享利润分红。

例如：华为、中兴的项目负责制，万科的合伙人模式，阿里巴巴的网状组织，都是合伙人模式的标杆。所谓合伙，就是所有参与者对项目占股，并且按照股份的比例分享收益的治理模式。

基于口腔门诊的特点，网状通路和薪酬体系的设计需要进行有机结合，这就是口腔门诊的典型合伙人模式的设计，如图 9-10 所示。

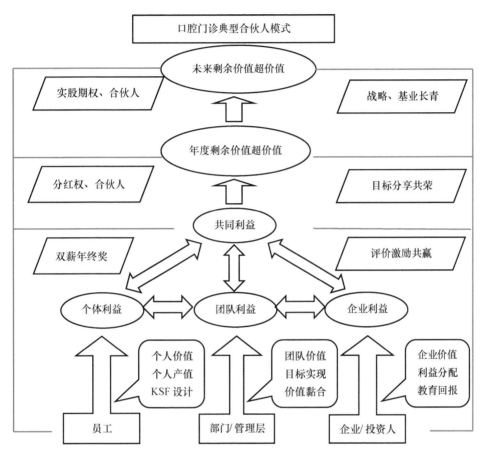

说明：其中的"KSF设计"指的是关键成功要素（Key Success Factors，KSF）设计

图 9-10　口腔门诊典型合伙人模式设计

9.6 老板和员工的工资博弈

工资，一方面是老板付出的成本，另一方面是员工获得的收入。因此，工资在老板与员工之间，必然存在某种博弈。那么，对于口腔门诊来说，老板和员工之间存在着哪些博弈呢？

1. 薪酬设计的博弈

（1）口腔门诊的薪酬设计要保证激励性，员工的工资总额要有竞争力，如果太少就留不住优秀员工，低于市场水平则挖不到优秀人才。

（2）薪酬结构要合理，固定工资要保证日常生活需要，浮动工资要和业绩挂钩；既要控制固定工资比例，又要设计好浮动奖金，因为激励在于奖金设计。

（3）口腔门诊要有超额累进奖励机制设计，目的是激励优秀员工，鼓励多劳多得，奖励要和利润挂钩，最重要的是要能兑现，要让员工赚到钱，否则机制设计得多好都没有用处。

（4）薪酬体系设计过程不要闭门造车，要让员工参与，其中调薪规则及标准要设计清晰，否则在日后面临涨薪时老板和员工都将处于困境，最容易激发矛盾。

2. 人力成本的博弈

（1）员工工资的增加也会导致门诊净利润增长的风险增大，控制薪酬占比与个人工资增加的矛盾是老板和人力资源管理者（HR 或者薪酬经理）的挑战。

（2）口腔门诊不能靠招聘低工资的人来控制薪酬成本，低工资的员工创造的价值也会低，反过来，也会影响人才在口腔门诊发展中发挥核心、关键的作用，因此解决方案只能是控制数量，提高素质，提高人均产值。

3. 涨薪的博弈

涨薪博弈，可以说是老板和员工之间工资博弈中最常见也是最核心的部分了，对于员工来说提出涨薪前需要明确五点，如图9-11所示。

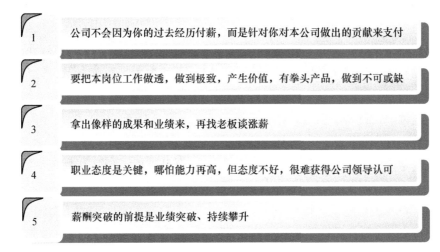

图9-11　涨薪博弈中员工应注意的关键点

相对应的，口腔门诊老板给员工涨薪也需要有明确的依据，具体包括以下几点：

（1）依据员工的贡献，即员工创造的价值涨薪，而不是所谓的"苦劳"。

（2）依据员工的专业能力增长，不仅仅是知识，而是能为诊所带来贡献的专业能力。

（3）按照实效涨薪，即根据员工工作的实际表现和成果。

（4）坚决反对不劳而获，更要杜绝因为人际关系而涨薪。

（5）重视员工的职业素质尤其是忠诚度和公心，对于这样的员工应该提高涨薪比例。

口腔门诊的调薪，重点在于设计好调薪规则，建立岗位分级标准，并进行人员等级评估，依规则调薪，而不是老板拍脑袋或员工的主观想法和意愿。

总的来说，薪酬设计本身就是老板和员工的一场博弈，定高了，老板不满意；定低了，员工不满意。老板和员工利益的博弈，一是数量，二是具体的比例，最好的模式是设计双赢比例，因此，工资博弈的核心在于设计双赢的薪酬激励机制和配套的体系。

☞ 延伸阅读：“自行车定律”的应用

所谓自行车定律，就是将“自行车”设计原理和使用中存在的现象类比企业经营管理的一类有趣实用的管理定律，其中，最有名也是当前最流行的就是“行动＋团队＋战略”的自行车定律。下面为大家解读一下自行车定律的真面目吧！

解读一：行动是应对外界不平衡不稳定的第一对策

从物理学上讲，一个物体至少要有三个顶点，物体才能保持稳定，这也是我们常说的三角形最稳定。而自行车在行走过程中，如果从物理平衡的角度看，大部分时刻点都是不平衡的。如果我们追求自行车完全平衡才动作，那么，自行车可能就无法顺利骑行，不得不时时停下来。因此，实际中我们骑自行车，面对晃动摇摆我们采取的措施并不是停下来，而是立即蹬下一脚，让速度去不断修正不平衡。尽管这蹬下的一脚又将制造新一轮的不平衡，对于随后产生的新的不平衡，我们仍然是蹬下一脚。当然，不仅如此，我们还要通过车把掌握方向配合脚蹬才能保持平衡并不断前进。

那么，对于企业经营管理来说，比起完美周全的规划、策划更需要实际行动去促进和改善，毕竟“纸上得来终觉浅，绝知此事要躬行”，宏大的蓝图是需要践行的。

“自行车定律”之一

- 过于追求完美则会停滞进程
- 让行动去修正不平衡
- 适时改变方向寻求稳定

解读二：高质量高效率团队是谋求发展的关键要素

自行车能够保持前进和动态“平衡”是有条件的，如果链条断了，或者轮胎坏了，或者你踩下去的力量老是被轴承的摩擦所吸收，那么，你就可能踩不动了，或者踩下去的力量产生的速度不足以抵消原来的不平衡。在这种情况下，自行车就会摔倒，或者你不得不主动停下来维修。

对于企业经营管理也是一样，独木难支，再有行动力的个人也是需要团队合作努力的。因此，组织内部要“相对团结、相对有效、保持灵活”，团队制胜才是企业脱颖而出的法宝。

"自行车定律"之二
- 团队是企业经营管理的基础
- 建立高素质、高能力的团队，提高团队合作效率，才能一往无前
- 保持团队活力，灵活多变、革新是当前时代所必需的

解读三：正确的战略方向是企业发展壮大的指路明灯

对于骑自行车的人来说，自行车前进只是一种手段，而走正确的路达到正确的目的地才是目标。如果，面前出现一条河流，或是一道深渊，那么，就必须离开原来的道路，改换方向到正确的道路上去。否则，人连同自行车都有完全散架的危险。同时，通往目的地的道路不止一条，道路的长短、平整性也会影响速度和到达目的时间，这就是外部环境的影响。

同样的，企业经营发展自始至终都会面临着战略方向的问题，如果通胀是未来的深渊，而我们仍然采取货币刺激政策，那么，结果将是加快我们的灭亡。如何把握正确的战略方向将是企业经营管理者永远的课题。

"自行车定律"之三
- 不要盲目前进，要瞄准目标
- 寻找和把握正确的方向，并适时调整
- 注意外部环境的影响，尽可能消除不利因素

9.7
如何应用薪酬激励体系

　　口腔门诊的薪酬管理是一个完整的体系，在该体系中经营管理者与员工全部参与，各个部门和员工通过沟通，将门诊的战略、职责、管理的方式和手段以及员工的绩效目标等管理的基本内容进行明确，并同时通过持续沟通，帮助员工消除工作过程中的障碍，提供必要的支持、指导和帮助，与员工共同完成绩效目标，从而实现门诊的战略目标和远景规划。

　　对口腔门诊而言，很多经营管理者同时身兼门诊的牙医、主任或者股东、管理者数职，且其中不少管理者对管理、尤其是人力资源管理方面的经验较为欠缺，因此，应特别注意在口腔门诊中更科学、更合理、更有效地应用工资体系进行有效管理以及动态调整。

　　首先，作为经营管理者，要清楚了解口腔门诊运营的各项运营管理指标，从而做出合理的薪酬决策，具体包括五个方面，如表9-4所示。

表9-4　口腔门诊运营管理指标

指标	指标值表现	分析说明
资本利润	低于15%	运营失败
	15%至20%	运营管理不力，需要进行调整
	20%以上	运营正常
工资占比	17%至20%	正常范围
	高于20%	工资体系需要进行调整
	高于22%	需要减员增效
材料成本占比	20%至25%	正常范围
	高于25%	意味将会亏损

续表

指标	指标值表现	分析说明
年度业绩	高于投资额的250%	即如投资100万元的门诊，年业绩最少应达到250万元，否则属于投资失败
回报年限	两年内收回投资成本	属于运营成功
	两至四年内收回成本	属于运营一般
	四年以上收回投资	属于运营失败

第二，经营管理者应根据员工的个体能力及特点，以及机构的战略目标和远景规划合理设计口腔门诊的薪酬结构，这是门诊价值观的风向标。

在实际薪酬设计过程中，是突出团队合作还是标榜个人英雄主义？是"厚待元老"还是"重聘才子"？是以患者为中心，还是以医疗技术流为导向？是求短线利益还是求长线发展？针对这几个问题，经营管理者均应根据诊所经营现状和发展规划，具体问题具体分析。

其中，口腔门诊最重要的人力资源就是优秀的口腔医师，一般收入构成的设计应包括基本工资、月度奖金收入、年终奖金和各项福利收入共计四个部分，具体设计可参考表9-5。

表9-5　口腔医师工资体系设计示例

薪酬项目		设计说明	
基本工资	学历工资	• 以在国有公立医院相同级别或职称的基本工资为基数，在1.5~3.0倍的基础上确定 • 任口腔诊所管理职务的，同时按照不同级别和职务，给予职务补贴	约占基本工资的15%
	职称工资		约占基本工资的20%~25%
	技能工资		由口腔诊所内部和外部在专科领域中具有较高资历的专家组成小组，给予综合评定，约占基本工资的60%
月度奖金		根据该口腔医生所在科室当月的任务完成情况和口腔医生本人当月的医疗收入总量确定，根据口腔医生的不同技术和医疗级别，从10%~50%按不同比例提成	
年终奖金		根据口腔诊所当年的经营状况，在确定奖金总额的基础上进行年度考核，并综合考评成绩，决定口腔医生的年终奖金数额。对能够较好履行个人职责甚至在其他方面有优秀表现的医师，可在口腔诊所条件许可的情况下，在月度和年终奖金中，高于双方的约定，支付更客观适合的薪酬	

续表

薪酬项目	设计说明
福利	• 除法定福利外，可在休假、培训、退休等方面采取更为周全的福利措施，如提供口腔医师住房贷款利息给付方案、口腔医师医疗责任保险、带薪休假、带薪旅行、在职消费、利润分享、学术交流、员工生日、子女教育等福利方案 • 福利方案，应针对不同层次的口腔医师需求，年轻口腔医师对参加各项技能培训、外出考察、继续教育等方面有较大需求，可给予口腔医师针对性较强的职业规划和就业指导等 • 除此之外，口腔诊所还可以实行员工股权计划，激励员工为保住股权持有权而拒绝其他口腔诊所的高薪诱惑 • 弹性福利方案，可以包括福利或者说补贴的各种要素，允许员工在他们补贴的整体费用范围内选择自己喜欢的薪资与福利的比例，以更有效的方式发放福利，鼓励员工建立一种整体补贴观念

　　诊所在对口腔医师了解不充分时，可以采取灵活措施，对新进口腔医师实行保底工资制或年薪制，确定口腔医师在完成本年度业务的基础上，按照其在国有公立医院的年总收入标准，给予 1.5 倍以上的年度总报酬。若口腔医师本年度未能完成约定的任务，或因口腔医师个人原因，导致医疗业务开展受挫，或发生口腔医疗事故，需承担一定责任。薪资方式必须以绩效合同形式给予明确规定，并严格依照绩效合同执行。

　　最后，在不同的战略阶段，诊所应该适时改变薪酬策略，设置以绩效为导向的薪酬结构。通过搜集信息来判断其他口腔门诊所支付的薪酬状况，从而为本诊所设计具有竞争力的薪酬管理制度，可根据工作岗位、知识结构、工作能力和市场供求关系的差异分配有限人工成本，充分发挥其效益。同时，保证企业对贡献大的人员能够支付具有市场竞争力的薪酬水平，重视非经济性报酬，对各项工作所要求的知识和技能、工作的复杂程度等付薪要素进行测评，以保证员工薪酬水平的内部公平性。

☞ **实操落地：三种类型门诊的应用**

　　将薪酬体系在口腔门诊中落地，要注意根据不同门诊类型进行设计和应用，符合现阶段门诊发展的特点，才能做到有的放矢，真正做到落地为王。按照口腔门诊的发展阶段，薪酬体系的不同应用，通常可以分为三种类型，如图 9-12 所示。

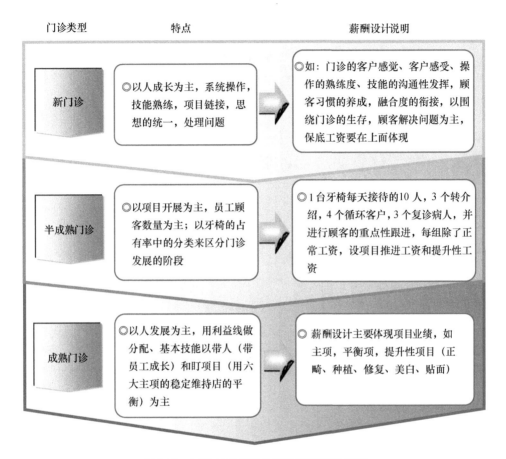

门诊类型　　　　　特点　　　　　　　　薪酬设计说明

新门诊　　　◎以人成长为主，系统操作，技能熟练，项目链接，思想的统一，处理问题　　◎如：门诊的客户感觉、客户感受、操作的熟练度、技能的沟通性发挥，顾客习惯的养成，融合度的衔接，以围绕门诊的生存，顾客解决问题为主，保底工资要在上面体现

半成熟门诊　　◎以项目开展为主，员工顾客数量为主；以牙椅的占有率中的分类来区分门诊发展的阶段　　◎1台牙椅每天接待的10人，3个转介绍，4个循环客户，3个复诊病人，并进行顾客的重点性跟进，每组除了正常工资，设项目推进工资和提升性工资

成熟门诊　　◎以人发展为主，用利益线做分配、基本技能以带人（带员工成长）和盯项目（用六大主项的稳定维持店的平衡）为主　　◎薪酬设计主要体现项目业绩，如主项，平衡项，提升性项目（正畸、种植、修复、美白、贴面）

图 9-12　三种口腔门诊类型的薪酬体系应用

接下来我们再看一个成熟口腔门诊薪酬体系应用的例子，以便更直观地了解口腔门诊薪酬体系的落地操作。

范例：某成熟口腔门诊的薪酬体系应用

A 市某经营成熟的口腔门诊配备 4 台牙椅，流水保持每月 40 万元，2017 年需完成顾客接待 960 人，转介绍 240 人，该口腔门诊人员配备包括 4 名医生，2 名助手，4 名护士。薪酬分配兑现办法如下：

1. 主项目（转介绍）每 1 人 50 元；

2. 循环项目（循环洁牙）每 1 人 100 元；

3. 复诊顾客每 1 人 700 元；

4. 大项目提升：种植牙 1 颗 6800 元；正畸每 1 人 15000 元；修复每 1 人 10000 元。

门诊某医生一年完成主项目（转介绍）240 人、循环项目（循环洁牙）480 人、复诊顾客 240 人、种植牙 10 颗、正畸 3 人、修复 5 人，当年年收入总计 39.7 万元。

第10章

布局：店群共裂变（门诊和员工）

百思特运营哲学：互联网思维下的产品已经不再有漫长的产品导入期，是什么让"狼来了"成为传统企业岌岌可危的共识？如果口腔门诊经营故步自封，互联网、技术瓶颈、人才缺失等什么都可以成为"狼"；如果口腔门诊能够实现快速复制，就算有"狼"也不怕。

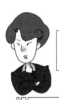

老板："很多中小口腔门诊坐着'山寨化快车'，人越来越累，路越来越窄，利却越来越薄。"

门诊主管："假如在势单力薄的情况下还不聚焦打造'爆款'，结局必将是被市场无情地抛弃。"

护士长："当今社会是个'速食'社会，'酒香不怕巷子深'的理念已经过时。"

门诊主任："口腔门诊成立之初，就应该树立明确的愿景，比如，'成为百年老店'或'打造国内/某区域内一流的品牌'。"

"裂变"，是从生物学的细胞分裂上取过来的一个名词，细胞分裂是从一分到二，二分到四，由此往下推到无穷无尽，并且每个细胞都能独立存活，共同形成一个庞大的生命体。

　　口腔门诊的发展也是如此，在一种模式相对成熟后，通过"裂变"的形式，由一个变为几个，再变到数十个、成百上千个，这些诊所既能独立应对各自面临的风险，又能共同支撑。这就是口腔门诊的连锁经营模式，也可以看作是公司管理运营服务于门诊、门诊提供技术和服务这种强大的组织联合体。

　　这其中的一个关键，就是探索最佳实践，并将其进行标准化，进而大规模复制。门诊经营的未来趋势是走向店群体裂变。

10.1 裂变中的门诊标准化

口腔门诊在开店的初期，由于规模小、人员少（可能仅是一间小店，仅有一个牙医和一个助手），在经济投入、成本控制、人员管理、质量监管等环节中没有一套合理有效的运行体制，没有真正意义上的管理。因为小店的主人首先要解决的是小店的存活问题，是房租、水电费和员工工资等问题。如果说有一点儿管理，也只是依靠牙医即小店的主人实行"人盯人"的方式，这一时期就是"粗放式管理阶段"。

然而，"没有规矩不成方圆"，口腔门诊要标准化管理首先就是要"立规矩"，按照一定要求制定规则，对诊疗流程及各项业务活动提出具体应该做什么、不应该做什么、怎么做，有哪些操作规程与流程，然后，在具体活动中按照标准的要求落实到实际诊疗动作中，使操作方法、使用的工具、医疗器械和医疗材料及作业环境等满足要求。

所谓标准化，是指在经济、技术、科学和管理等社会实践中，对重复性的事物和概念，通过制定、发布和实施标准达到统一，以获得最佳秩序和社会效益。

而口腔门诊标准化，是以获得公司的最佳生产经营秩序和经济效益为目标，对各个区域门诊技术、产品和服务范围内的重复性事物和操作，进行规范化、精细化、制度化、流程化和表单化的过程，这五个维度构成门诊的标准化体系，同时，也形成了店群裂变的四个阶段和落地工具，具体如图 10-1 所示。

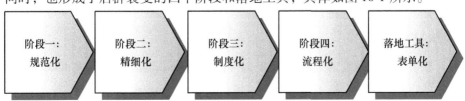

图 10-1　店群裂变的四个阶段和落地工具（门诊标准化的五个维度）

1. 规范化

针对口腔门诊运行中的具体问题，寻求依靠建立更加体系化的要求来规范口腔医患活动中的业务活动，这一时期就是"规范化管理阶段"。

伴随着门诊规模越来越大，口腔门诊内部分工越来越细，虽然已经对基本诊疗流程进行了职责界定、明确了要求，但是，如果这些所谓的标准是零散的、滞后的，就越来越不适应管理的需要。具体而言，要详细分析诊疗过程中各环节输入的要素、转换过程和产出等，制定更加合理的规程、指标和作业指导书等规范，并严格实施这些规范，以使口腔门诊协调统一地运转。

2. 精细化

从口腔门诊生命周期与管理规律来看，如果一家门诊想做强、做大，实行"精细化管理"是必然方向。"精"就是切中要点，抓住诊疗管理中的关键环节；"细"就是操作标准与管理标准的具体量化、考核、督促和执行。精细化管理的核心在于，实行刚性的制度，规范人的行为，强化责任的落实，以形成优良的执行文化。

精细化管理不是简单地对口腔门诊组织运行的活动和过程制定具体的行为标准，而是门诊管理者用来调整产品、服务和运营过程的技术方法。它以专业化为前提、技术化为保证、数据化为标准、信息化为手段，把服务者的焦点聚集到满足口腔患者的需求上，以获得更高效率、更大效益和更强竞争力。

3. 制度化

规范化、精细化强调把达成组织目标的行为过程以具体的标准加以界定，并用所界定的行为过程标准来约束医生、护士等有关人员的行为。而制度化是从体系建设角度提出管理制度标准化、人员配置标准化、现场管理标准化、过程控制标准化的要求，然后通过标准化管理来促进店面管理水平的提升。

制度化管理除了强调要贯彻体现一套完整的价值观念体系，使所制定的目标和行为标准不再是孤立的、零散的规则之外，重点强调的是，对管理行为和标准进行统一，即要求在对门诊管理全面认知的基础上，对被管理者实施具有一定价值、选择自由的管理。

4. 流程化

在口腔门诊制度的建设过程中，可使用流程来辅助管理，也可以认为流程化是制度化的核心抓手。流程管理不仅是口腔门诊现代化运营的客观要求，同时也是不断提升诊断和治疗效率，提升客户就医体验的重要环节。明确各项诊疗工作、业务、管理过程应遵守的原则，应遵循的程序，应达到的效果以及实施过程中应注意的事项，是口腔门诊正常运行的基本保证。

当然，流程化的前提是，在门诊组织机构设置和部门职责划分清晰、明确的基础上，再对业务流进行梳理。现在社会上常提到"流程再造"的概念，也可以应用到口腔门诊的经营中，即在对业务流程根本性的再思考和彻底性的重新设计，其目的是在成本、质量、服务和速度等方面取得显著的改善，使得门诊机构能最大限度地适应以客户、竞争、变化为特征的现代医疗经营环境。

5. 表单化

门诊机构不仅要对制度、流程进行优化设计，还应对设计成果进行固化。这一"固化"的主要形式就是"表单化"。事实上，将业务进行标准化，将管理进行制度化，将标准和制度进行流程化，是口腔门诊由"人治"变"法治"的必然选择，同时也有利于口腔门诊提高员工的整体素质。

根据口腔门诊章程及业务发展需要，合理地制定组织规程、基本制度以及各类管理事务的作业表格、规范化表单，甚至将表单以"信息系统"的方式"嵌套"到口腔门诊的日常管理中，再加以"操作手册"等形式，形成统一、规范和相对稳定的管理体系，才能扎实打造旗舰式、标杆式口腔门诊，才能使"店面"裂变为"店群"，真正促进口腔门诊的快速发展与规模壮大。

☞ 落地工具：鱼骨图讨论记录

在介绍口腔门诊从无到有、从小到大、从大到强的发展路径和标准化、快速复制之后，你也许希望知晓国际上先进的门诊管理模式，以及如何在中国这片土壤上进行本土化和落地，让口腔门诊生根、发芽、开花、结果，这里给大家一个彻底解决口腔门诊经营中常见问题的小工具——鱼骨图。

鱼骨图，是一种发现问题和分析问题产生的"根本原因"的方法，因其形状如鱼骨，所以叫鱼骨图。它是一种透过现象看本质的分析方法，也称为"因果分析图"。最初用于质量管理中，后来在各行各业得到了广泛的运用，当然在口腔医疗行业也应用广泛。

1. 鱼骨图的渊源和应用场景

鱼骨图（Cause & Effect/Fishbone Diagram），是由日本管理大师石川馨先生所发展出来的，故又名石川图。当考虑口腔门诊管理中复杂的问题，并需要客观地找出可能的原因或对策时，即可使用鱼骨图。

2. 鱼骨图的制作过程

制作鱼骨图分为两个步骤：分析问题的原因/结构、绘制鱼骨图。

（1）分析问题的原因/结构

· 针对问题点，选择层别方法（如人机料法环等）；

· 按头脑风暴法分别对各层别类别找出所有可能原因（因素）；

· 将找出的各要素进行归类、整理，明确其从属关系；

· 分析选取重要因素；

· 检查各要素的描述方法，确保语法简明、意思明确。

（2）鱼骨图绘图的过程包括四个步骤和要点

· 填写鱼头（按为什么不好的方式描述），画出主骨；

· 画出大骨，填写大要因；

· 画出中骨、小骨，填写中小要因；

· 用特殊符号标识重要因素。

要点：绘制鱼骨图时，应保证大骨与主骨成60度夹角，中骨与主骨平行。

3. 鱼骨图运用的八大步骤

· 查找要解决的问题；

· 把问题写在鱼骨的头上；

· 召集同事共同讨论问题出现的可能原因，尽可能多地找出问题；

· 把相同的问题分组，在鱼骨上标出；

· 根据不同问题征求大家的意见，总结出正确的原因；

· 拿出任何一个问题，研究为什么会产生这样的问题；

· 针对问题的答案再问为什么？这样至少深入五个层次（连续问五个问题）；

· 当深入到第五个层次后，认为无法继续进行时，列出这些问题的原因，而后列出至少20个解决方法。

4. 鱼骨图的应用范例

实践出真知，没有实践就没有发言权。我们将鱼骨图分析法用于口腔门诊××类不良事件讨论中，如图10-2所示。

鱼骨图分析法虽然只是定性的分析方法，但是简单实用，易于掌握，上述笔者仅通过一个示例对其使用方法做了列举，口腔门诊在经营实践中，可参照以上模式和表单，对多个特定问题用鱼骨图进行分析。

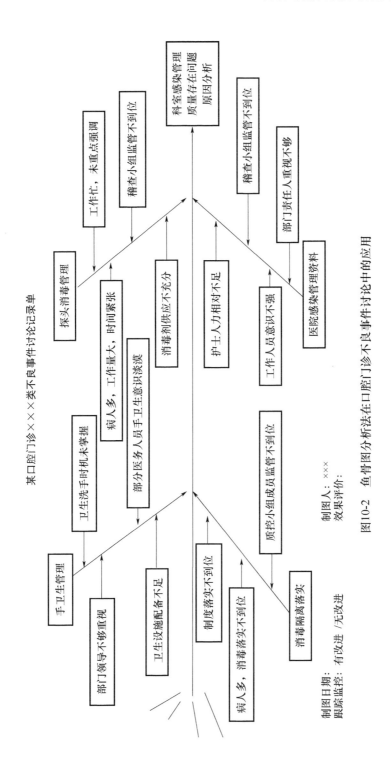

图10-2 鱼骨图分析法在口腔门诊不良事件讨论中的应用

10.2 / 品牌连锁始于 "标杆店"

1. 在 "大块头" 压力下的 "小门诊"

连锁化经营，顾名思义就是将多家口腔门诊整合在一起，并锁定统一标准的经营及管理模式。公司可以在最初阶段，倾其所有投入最多的精力在一家门诊的经营上，待到 "概念店" 品牌价值、经营方式和管理机制日趋成熟后，再将其成型的诊疗经营模式照搬到其他新开的分支机构中，即由 "一点带动全面"，逐步形成 "连锁"。

目前，国内主流口腔医疗机构的三种经营模式，如图 10-3 所示。

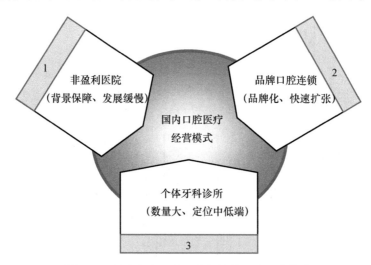

图 10-3　国内主流口腔医疗机构的三种经营模式

第一种是原来市场中占主流的大中型非盈利性医院。这些医院虽然在医保范围内的口腔医疗服务中占据绝对优势，但受体制限制，市场化程度低，发展缓慢，服务水平和客户体验一般。

第二种是口腔品牌连锁。一些口腔门诊在品牌连锁方面走双品牌或多品牌路线，在大品牌下依托区域性医院的品牌迅速发展分院，同时覆盖医保和非医保消费者，这种模式更适合于国内口腔医疗服务的现状。

第三种为个体牙科诊所。目前这类诊所绝对数量较大，主要定位于中低端市场或者细化专科，未来逐步向连锁化、品牌化转变。近几年来，我国民营口腔医疗机构发展空间大大拓展，个体、牙科诊所甚至呈现爆发式的增长。但总体而言，与大型公立医院相比仍在一定差距，尤其是口腔医疗设备的引入和人才培养更成为该类口腔医疗机构的短板。

2. 中小口腔门诊品牌连锁的趋势

与拥有雄厚实力的大型民营口腔医疗机构相比，打造自有品牌对中小口腔门诊的"老板"们来说，总感觉望尘莫及。近年来，随着品牌知识的普及，老板们逐渐开始意识到品牌对于客户数量和临床利润的重要作用，但面对捉襟见肘的资金和泛滥的同质化口腔门诊市场时，总还会有种"瞎子摸象，无处下手"的感觉，让人无所适从。

"建品牌是大企业的事，我们先做好自己的小诊所再说""做品牌不就是做广告么？哪有钱做广告啊？"这样的言论在中小口腔门诊圈子里不乏出现，对塑造品牌的偏颇见解，势必会影响到一家诊所的壮大速度和生长周期，没有好的品牌观念和可行性思路，中小口腔门诊单纯靠硬碰硬地与大医院、大品牌抗衡，肯定是螳臂当车、困难重重。但是否缺资金、少盘缠的中小口腔门诊就真的无法突出重围呢？不是的。

中小口腔门诊在发展过程中要不断应对挑战，主动或被动地变革自身的组织机构、管理模式和运行机制，以适应其不断成长的需要。即中小口腔门诊在完成从零起步发展，经历从无到有、从小到大、从弱到强的持续成长后，最终能够构建起自身的发展优势与核心竞争力。

在不同的发展阶段，要找到与中小口腔门诊特点相适应、并能不断促其发展延续的特定组织结构形式，使得中小口腔门诊可以从内部管理方面找到一个相对较优的模式来保持经营与发展能力，在每个生命周期内充分发挥特色优势，帮助中小口腔门诊实现自身的可持续发展。

3. "标杆化"的诊疗服务

一些口腔门诊经营者认为，只需要重视医疗品质与质量就可以了。其实不然，当今社会是一个"速食"的社会，"酒香不怕巷子深"的理念已经过时，并且会严重阻碍口腔医疗品牌的建立和传播。口腔门诊成立之初，就应该树立明确的愿景，比如，"成为百年老店"或"打造国内/某区域内一流的品牌"。口腔门诊只有所有医护和管理人员都认同愿景，再通过技术、质量、管理的全面提升，才能打造"标杆门诊"，才能为"品牌扩张"进而实现连锁经营打下坚实基础。口腔门诊"标杆化"到"品牌化"的基础，如图 10-4 所示。

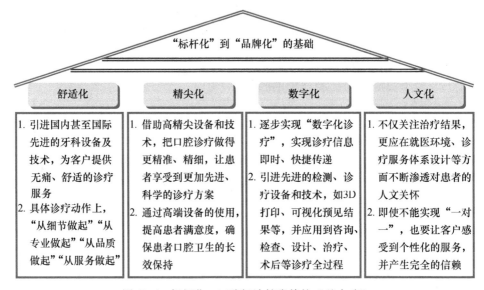

图 10-4　标杆化：口腔门诊扩张前的"基本功"

4. 互联网背景下的标杆化传播策略

开源、节流是企业的根本，对于中小口腔门诊来说更是如此，一元钱恨不得"掰成两半花"。假如把塑造品牌比喻成为一个美女的形象，策划就是为这个人进行定位，设计是美化打扮，而传播推广便是介绍认识、深入交流了。假如没有传播推广，只有策划设计，"颜值"再高，恐怕也要"待字所中"了。

因此，口腔门诊塑造品牌必须要通过多种传播渠道才能实现，但是对中小口腔门诊来说，推广品牌首先面临的便是费用和宣传策略的难题。令人欣慰的是，随着互联网技术的发展，中小口腔门诊在经费紧张的情况下，可以借助多种途径，用一些成本相对较低的方式在线上线下各类社交场景中引发大众关注，并打造自身形象。

"互联网 +"背景下的口腔门诊品牌化策略，如图 10-5 所示。

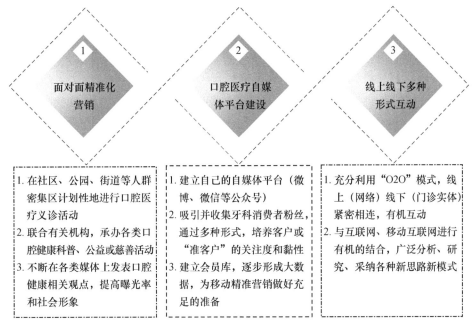

图 10-5 "互联网 +"背景下的口腔门诊品牌化策略

当然，互联网虽然是品牌信息传播的捷径，但相比小众的话题而言，"口腔医疗"毕竟是海量话题中的一项而已。同时，在广告泛滥的大环境下，也需要口腔门诊针对自身优势，重点推出让客户"眼前一亮"的广告形式，把握好"医疗""口腔""保健""牙科""美白"等细分领域或时尚话题。

有效调整营销推广策略，维持低价推广费用，保证优质营销效果。当中小口腔门诊发现自身宣传推广资金不足时，必须从策略上进行调整，避免"硬碰硬"，合理搭配推广渠道资源，势必会事半功倍，以小博大。

5. 稳扎稳打，以标杆带动连锁

农村包围城市是毛主席伟大的"营销"战略，对于当时实力弱小的八路军来说，再适合不过了，放在现在来看，这一策略同样适合中小口腔门诊的市场战略。大部分中小口腔门诊老板能站在战略高度看市场的少之又少，往往实施的策略便是走一步看一步，没有清晰的方向和推进计划，这势必会让中小口腔门诊在没有打好基本功的情况下，盲目扩张，最终惨败。

中小口腔门诊应该从打造区域标杆型诊所开始谋划市场布局，不仅仅是打造诊所品牌和诊疗服务项目品牌，更为重要的是打造企业的市场品牌。不要在区域市场刚有起色便盲目扩张，要从点到面，形成品牌连锁辐射区，最终才能走向更大的市场。中小口腔门诊应该遵循市场规律，从小入手，建立标杆品牌根据地，当自己口腔门诊的品牌在更大范围内为人所知、"遍地开花"的时候，品牌的知名度、美誉度扩张也就实现了。

口腔门诊标杆化到品牌化扩张的路径，如图 10-6 所示。

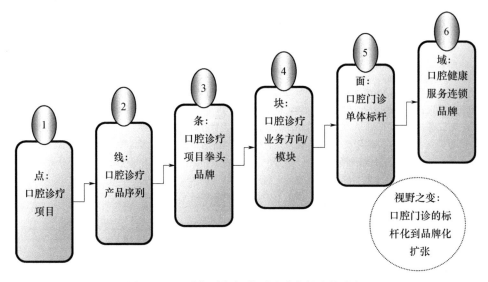

图 10-6 口腔门诊标杆化到品牌化扩张的路径

说到根本，中小口腔门诊品牌出路要细处逢生，要以小博大，要避免声势浩大的硬仗，瞅准机会，才能"四两拨千斤"。

6. 影响口腔门诊标杆化的三大误区

中小口腔门诊虽然有心进行品牌化连锁，但由于起步时间、发展阶段、投入资源等方面因素，缺少对"产品"及"品牌"的系统思考，经常容易陷入三个误区。

（1）盲目模仿，山寨化泛滥

中小口腔门诊应该从经验中汲取适合自己的养分，在同质化泛滥的市场"绝处逢生"。"牙科市场有什么我就模仿什么，加台治疗仪器或修复设备就行"，很多中小口腔门诊坐着"山寨化快车"，人越来越累，路越来越窄，利也越来越薄。

（2）"小马拉大车"，产品多，投入少

随着人们生活水平的不断提高，牙齿的健康状况在一定程度上决定着人们生活质量的高低，因此，缺牙患者普及种植牙势在必行。但是，有些口腔门诊，盲目迎合客户需求，牙科治疗或修复项目达到几十种之多，但配套的营销策略、人员架构、渠道推广投入却是九牛一毛。

服务项目的品类决定细分的业务数量，服务项目的具体内容决定人员操作规程的数量，小诊所实力不够强大，应该将有限的力量集中在力所能及项目的品质和细节服务上，守正出奇，真正实现绝处逢生。

（3）服务品牌过多，缺少"重拳"

马云曾说过："我相信企业要想做得好比做得大更幸福，做小企业更有味道。"从小处着眼，往深处探索，是小而美的核心诉求。假如在势单力薄的情况下还不聚焦打造"爆款"，结局必将是被市场无情地抛弃。中小口腔门诊资源有限，应把宝贵的资源应用在最能产生价值的地方，才能以小博大。中小口腔门诊发展误区的规避策略，如图 10-7 所示。

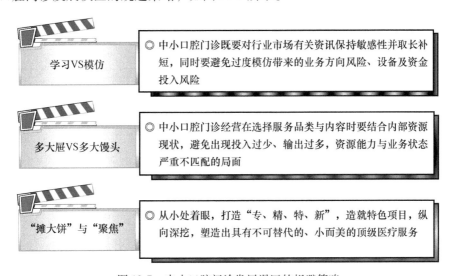

图 10-7　中小口腔门诊发展误区的规避策略

10.3 分红与利润分享计划

"店群共裂变"的奥秘，在于一个"共"字。口腔门诊长期激励形式包括员工持股计划、高管人员股份期权、溢价股票期权、长期期权和职务津贴等，具体如图 10-8 所示。

员工持股计划	是通过全员持股的方式最大化员工的主人翁感及组织承诺，通过让员工持有本公司股票和期权而使其获得激励
高管人员股份期权	是将公司所有权转化为若干虚拟股份，然后根据特定的契约条件，赋予高管人员在一定的时间内以某个约定的价格购买一定份额的股权（虚拟股份）的权利
溢价股票期权	是股票收益率大于无风险资产收益率的期权投资
长期期权	是持有期限准备超过 1 年(不含 1 年)的各种股权性质的投资
职务津贴	是为了补偿职工在某些特殊劳动条件岗位劳动的额外消耗而建立的津贴，如放射线津贴、卫生防疫津贴或地区津贴等

图 10-8　口腔门诊长期激励的五种形式

1. 员工持股计划

员工持股计划（Employee Stock Option Plan，简称 ESOP），兴起于 20 世纪 50 年代的美国（以福特公司为代表），属于长期激励的一种，是通过全员持股的方式最大化员工的主人翁感及组织承诺，通过让员工持有本公司股票和期权而使其获得激励的一种长期绩效奖励计划。也就是企业职工通过购买企业部分股票而拥有企业的部分产权，并获得相应的管理权。

员工持股计划涉及所有权的变化，因此，合理的、公正的价值评估对于计划双方的员工和企业来说都是十分必要的。在国外，实施 ESOP，资金来源的主要渠道是金融机构的贷款，而在我国，仍然以员工自有资金为主，企业提供部分低息借款。

推行员工持股计划的目的不在于筹集资金，而旨在扩大资本所有权，使公司普通员工广泛享有资本，使他们可以同时获得劳动收入和资本收入，从而增强员工的参与意识，调动员工的积极性。

2. 高管人员股份期权

股份期权（Phantom Stock Plan，简称 PSP），又称虚拟股票计划，主要是针对高级管理人员或一些特殊人才进行的激励。在非上市股份有限公司中，首先将公司所有权转化为若干虚拟股份，然后根据特定的契约条件，赋予高管人员在一定的时间内以某个约定的价格购买一定份额的股权（虚拟股份）的权利。

也就是说，股份期权，是根据岗位价值和贡献，授予的一种企业资产所有权份额，并且能在所限制的条件满足后转换为现金福利。其作用有二：

一是实现员工贡献报酬的多样化。可以直接减轻企业劳动报酬以现金方式支付的压力，把贡献大、现金支付多的劳动报酬的发放在时间上后移，以使企业能有充分的自我积累能力，实现积淀和后劲发展。

二是密切企业与员工个人的利益两者之间的依存关系。它把员工的努力和贡献与企业的长期发展相联系，如此可以锁住员工的心，增加员工的积极性，减少员工流动给企业发展造成的不必要损失。

3. 溢价股票期权

股权溢价（The Equity Premium，简称 TEP），是指股票收益率大于无风险资产收益率的现象。由于股票的风险较大，市场上大量的风险厌恶型投资者必然会要求以高收益来补偿持有股票所带来的高风险，因此，一定程度的股权溢价是正常的市场现象。

股权溢价的原因有两点：一是市场平均股票收益率是投资者在市场参与投资活动的预期"门槛"，若当期收益低于平均收益时，理性投资者会放弃它而选择更高收益的投资。二是市场平均收益率是一种事前的预期收益率，这意味着事前预期与事后值之间可能存在差异。

股权溢价的种类，如表 10-1 所示。

表 10-1　股权溢价的三种类型

序号	类型	具体解析
第一种	资本公积中的资本溢价	投资者缴付企业的出资额大于其在企业注册资本中所拥有份额的数额
第二种	股本溢价	股份有限公司溢价发行股票时实际收到的款项超过股票面值总额的数额
第三种	股权转让	公司股东依法将自己的股东权益有偿转让给他人，使他人取得股权的民事法律行为

4. 长期期权

长期期权投资，是指持有期限准备超过一年（不含一年）的各种股权性质的投资，不能变现或不准备随时变现的债券、其他债权投资和其他长期投资。

这种投资在很大程度上是为了积累整笔资金，以供特定用途之需，或者是为了达到控制其他单位或对其他单位实施重大影响，或者出于其他长期性质的目的而进行的投资。

5. 职务津贴

职务津贴，即岗位津贴，指为了补偿职工在某些特殊劳动条件岗位劳动的额外消耗而建立的津贴。根据国家统计局发布的《关于工资总额组成的规定》，津贴和补贴是指为了补偿职工特殊或额外的劳动消耗和因其他特殊原因支付给职工的津贴，以及为了保证职工工资水平不受物价影响支付给职工的物价补贴。

口腔门诊是专业性强，工作强度、感染风险等较大的行业，需要支出更多的体力和脑力，因而需要建立津贴，对这种额外的劳动消耗进行补偿。口腔门诊医护人才的职务津贴，大致可分为四种类型：

第一，为保障在特殊环境和岗位上工作的员工的身体健康而建立的津贴，如特定卫生条件，粉尘、有毒环境以及接触放射线等或在特殊环境中工作的职工发放的高温津贴、卫生防疫津贴、地区津贴等。

第二，为补偿员工额外劳动消耗而建立的津贴，如加班津贴、班组长津贴等。

第三，职务或技术性津贴，如职务津贴、科研津贴等。

第四，年功性津贴，如工龄津贴、教龄津贴、科研津贴。

10.4 合伙制与并购风波

连锁经营并不是口腔门诊经营的终点，在口腔医疗行业发展到一定阶段后，随着各经营主体资源整合能力差距的拉大，在市场和客户价值的驱动下，可能会实现口腔医疗社会资源的并购，重组为合伙制或其他形式的合作模式。

此外，社会上一些战略投资者大多看好大健康产业，在多种因素的驱动下，也可能成为口腔医疗机构并购的推手。

1. 并购是口腔门诊社会化的资源整合

从医疗的全产业链看，口腔行业是属于市场化、成熟度和纵深程度非常高的医疗垂直细分领域，而口腔行业本身又包含了服务、耗材、设备、加工、商业流通、药品等众多细分子领域。总体来看，口腔行业相关市场是一个超过千亿级别的巨大市场。

而目前的现状是，国内个体口腔门诊大部分面临着客源不足、成本日益增加、客单价不断下滑、连锁口腔医院的挤压等问题。由此推断，口腔门诊将面临加速洗牌与整合。大量服务能力一般的口腔门诊将被淘汰，部分水平较高的诊所会形成品牌效应。此外，抱团取暖形式的口腔门诊连锁会整合多方、多种资源。其中，收购是口腔门诊连锁迅速实现的主要方式。

2. 口腔门诊收购规程及要点

口腔门诊在收购过程中，可参考七步流程，注意操作中的要点，并做好风险防范。

口腔门诊或公司收购的七个步骤，如图 10-9 所示。

第一步：收购对象与时机选择

在充分策划的基础上对潜在的收购对象进行全面、详细的调查，是加大收购成功机会的重要途径。对收购方而言，收购另一个门诊或公司会涉及一系

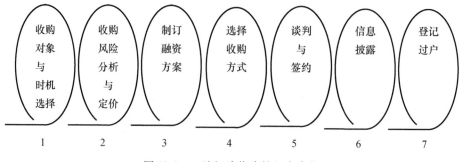

图 10-9　口腔门诊收购的七个步骤

列法律和金融方面的具体事务，通常需要各方面的专业人士的合作来完成，即需要公司高层管理人员、投资银行家、律师（法律顾问）和会计师的共同参与。

收购门诊或公司的首要环节，是选择收购的恰当时机。实际上，收购目标门诊或公司时要对自身有一个明确、合理的估价，对目标有一个清晰的定位，做到"知己知彼"。同时，还要分析宏观经济环境、法律政策环境和社会环境等的影响。

第二步：收购风险分析与定价

门诊或公司收购是为了扩大经营，但收购风险也是复杂和广泛的，应谨慎对待。公司要尽量避免风险，并把风险消除在收购的各个环节之中，以求收购成功。概括而言，在收购过程中，收购门诊或公司主要面临以下风险：市场风险、营运风险、反收购风险、融资风险、法律风险、整合风险等。

目标公司定价一般采用现金流量法和可比公司价值定价法。现金流量法，也称现金流量贴现法，是一种理论性较强的方法。现金流量法是折现现金流量法的简称，即 DCF 法，现金流量只计算企业对外发生的现金的收和支，即现金流出量和现金流入量，折旧、摊销等只在企业内部循环的非现金流量不参与计算；只考虑现金，不考虑借款利息。可比公司价值定价法，是先找出若干家在市场、盈利能力、未来成长方面与目标公司类似的公司，以这些公司的经营效果指标为参考，来评估目标公司的价值。

第三步：制订融资方案

对于融资方式的确定，要在权衡资金成本和财务风险的基础上，根据实际情况，采取一个或者数个融资方式。

（1）公司内部自有资金。公司内部自有资金是公司最稳妥、最有保障的资金来源。这是因为自有资金完全由自己安排支付，而且筹资成本较低，但筹资数额要受到公司自身实力的制约。一般来说，公司内部自有资金的数量都较为有限，即使实力相对雄厚的大公司，由于收购所需资金数量巨大，仅靠自身筹资往往也显得力不从心。

（2）银行贷款筹资。银行贷款筹资是公司收购经常采用的一种筹资方式。但是，向银行申请贷款一般有比较严格的审批手续，对贷款的期限及用途也有一定的限制。因此，银行贷款筹资有时会给公司的经营灵活性造成一定的影响。另外，国家金融信贷政策也会给银行的贷款活动带来限制（例如，法律禁止公司利用银行贷款进行股权投资）。这些都是公司申请贷款时必须考虑的因素。

（3）股票、债券与其他有价证券筹资。发行股票、债券及其他有价证券筹集收购所需的资金，是公司适应市场经济要求、适应社会化大生产需要而发起的一种筹集资金的有效途径。通过发行股票筹资，可以获得一笔无固定到期日、不用偿还且风险相对较小的资金。但是，由于发行股票费用较高，股息不能在税前扣除，因此，筹资成本较高，并且还有分散公司控制权的弊端。由于债券发行费用较低，且债券利息在税前支付，故发行债券融资筹资成本较低，并保证了公司的控制权，享受了财务杠杆利益。但是，由于存在债券还本付息的义务，加重了公司的财务负担，风险较高。此外，还可以通过发行可转换债券等筹集资金。

以上融资方式中，收购公司一般应首先选用内部自有资金，因为内部自有资金筹资阻力小、保密性好、风险小，不必支付发行成本；其次，选择向银行贷款（若法律、法规或政策允许），因为贷款速度快，筹资成本低，且易保值；再次，选择发行债券、可转换债券等；最后，才是发行普通股票。

第四步：选择收购方式

任何进行收购的公司都必须在决策时充分考虑采用何种方式完成收购，不同的收购方式不仅是支付方式的差别，而且与公司的自身财务、资本结构密切相关。

（1）现金收购。现金收购是一种单纯的购买行为，它由公司支付一定数额的现金，从而取得目标公司的所有权。现金收购主要有两种方式：以现金购取资产和以现金购买股票。

（2）股票收购。股票收购是指公司不以现金为媒介完成对目标公司的收购，是收购者以新发行的股票替换目标公司的股票。

（3）承担债务式收购。在被收购口腔门诊资不抵债或资产、债务相等的情况下，收购方以承担被收购方全部或部分债务为条件，取得被收购方的资产和经营权。

第五步：谈判与签约

谈判是收购中一个非常重要、而且需要技巧的环节。谈判主要为了沟通收购的方式、价格、支付时间以及其他双方认为重要的事项。双方达成一致意见后，由双方法人代表签订收购合同。

第六步：信息披露

为保护投资者和目标公司合法权益，维护市场正常秩序，收购公司应当按照《公司法》《公司股东持股变动信息披露管理办法》及其他法律和相关行政法规的规定，及时披露有关信息。

第七步：登记过户

收购合同生效后，收购双方要办理股权转让、登记过户等手续。

3. 切莫忽视收购后的整合

收购，只是完成了口腔门诊战略扩张的"万里长征的第一步"，更严峻的考验还在后面。收购公司在实施收购战略之后，是否能够取得真正的成功，在很大程度上还取决于收购后的公司的整合运营能力。大多数门诊并购项目无法提供长期价值增长的主要原因，就是缺少一个强而有效的整合规划。

实际上，并购实体在并购交易完成后会立即经历一个过渡期，而且并购实体在过渡期内会遭到严苛的考验。收购后整合的内容，包括收购后不同门诊企业文化的整合、经营战略的整合、组织与管理制度的整合以及人力资源的整合等。

（1）企业文化的整合

并购后整合涉及人员的协同效应，新的企业文化是并购方和被并购方企业文化的叠加，或者是并购后新的实体合并两方企业文化中最好的部分而成。并购后整合也是双方不同门诊运营体制的整合。

（2）经营战略的整合

成功的并购整合在开始之前，需要有一个成功的远景规划。然而，很多门诊机构，乃至一些大型医院，由于缺乏一个整体有效的整合规划，一开始就注定了失败。有效的整合规划需要在战略牵引下重塑新口腔门诊的组织愿景和使命，并结合并购后的发展远景进行持续不断的沟通。

这就意味着需要在整个整合过程中和所有的利益相关者保持信息的畅通和共享。这些利益相关者，包括口腔门诊内部的最高管理层、董事会以及合作伙伴和外部的公司股东、客户。一旦这些利益相关者的信息，特别是对未来门诊组织的愿景、使命、发展战略等核心信息出现不对称甚至相互矛盾，那么，误解、恐慌以及整合信心缺失等问题就会接踵而至，这肯定不是并购者想看到的。

（3）组织与管理制度的整合

组织是战略得以实施的基础，对口腔门诊的组织整合可以从重构组织结构和制度体系两个方面入手。前者体现为门诊并购双方医疗资源、技术、研发、人事、财务、营销以及采购等职能模块的优势互补过程，并购方会将本公司优秀的职能模块移植到目标公司，以改善其内部管理效率。同时，并购方还会充分利用目标门诊机构优良的诊疗流程及管理制度弥补自身不足，在制度整合过程中，要适时介入变革受到阻力的机构和部门，积极进行引导和疏导，使新制度得到切实贯彻和严格执行。

（4）人力资源的整合

并购后的公司管理团队应该由从并购方和被并购方中精心挑选，尤其是新团队带头人、口腔医疗学术带头人、人力资源负责人以及医疗运营管理负责人。这个团队需要一直领导整个整合过程，并保持和利益相关方的沟通、听取员工的反馈意见、解决员工的困难，保证其在整合过程中发挥主心骨的作用。

通常，并购发生后被并购企业员工的内心会忐忑不安，口腔门诊由于以技术人员为主，这种情况会相对平衡些。但是，医生、护士、辅助人员、管理人员，每个人立场不同，对变革的敏感度不同，也会不同程度地产生压力感、紧迫感和焦虑感，甚至对变革的发生感到震惊，精神面貌以及工作效率会直线下降，进而出现人员流失。如果关键人员特别是核心牙医资源大量流失，并购成效就会大打折扣。

关键牙医是口腔门诊的战略性资产，是企业未来成功的关键，因此，留住、稳定他们并将他们安排到合适的岗位，且至少保证其薪酬待遇等不受影响，是最基本的动作，这将是并购后人力资源整合的重中之重。要通过各种方式让他们接受这次并购，并实现对双方机构的相互了解、相互理解，接受各自的差异，达成对未来共同的期望，以实现并购最终的共同目标。

同时，还应有针对性地开展人力资源培训，给予口腔门诊不同岗位人员接受指导、快速适应变化、进而逐步提升综合能力的机会。同时，在这一过程中观察、评价他们的适应性和工作动力，确保整合后的人力资源既具有相对连续性和稳定性，又具有竞争力。

4. 借助财务顾问推动收购

在口腔门诊或公司收购活动中，收购公司和目标公司一般都要聘请财务公司作为财务顾问。一家财务顾问既可以为收购公司服务，也可以为目标公司服务，但不能同时为收购公司和目标公司服务。聘请财务顾问可以帮助口腔门诊加快推动收购进行，同时规避收购过程中的有关风险。财务顾问为收购公司提供的服务，如图 10-10 所示。

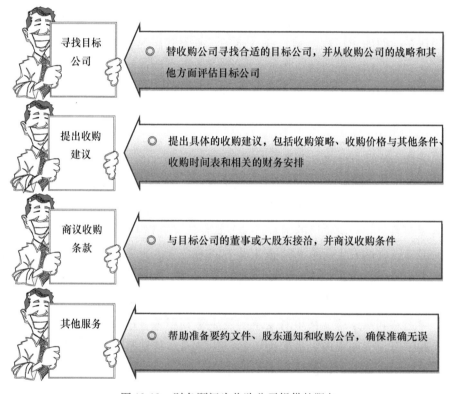

图 10-10 财务顾问为收购公司提供的服务

10.5 人才布局与资源共享

　　口腔医疗机构持续发展与人力资源的建设密切相关，医生和护士构成了口腔医疗临床人才的主体，直接关系到口腔门诊品牌化、连锁经营的根基。

　　面对日趋激烈的医疗市场竞争，口腔门诊要在竞争中求生存、谋发展，首要的任务就是进行科学的人才布局，全方位、多角度地推进人才梯队建设，实现口腔医疗机构稳定、健康及可持续发展。口腔门诊人才布局六化机制，如图 10-11 所示。

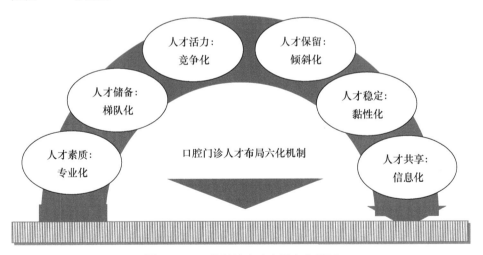

图 10-11　口腔门诊人才布局六化机制

1. 人才素质：专业化

　　医生的水平是医疗机构的生命。口腔门诊对于人才素质的要求应在标准化的基础上逐步提升，即要求从业人员在提高口腔医学基本理论知识和医疗技能上，在口腔常见病、多发病的诊治上，在急、难和重症的处理能力上，以及口腔修复知识和操作技能上等多方面进行严格要求和专业化评比；针对当前医患关系事故频发现象，要特别重视诊所临床突发事件的处理能力；对于口腔医学各主要领域进行专业化细分，"在细节中见精髓"，走培养全科口腔医生和精品口腔专科医生的"两条腿并行前进"的发展道路。

2. 人才储备：梯队化

这是一项基础性的工作，可以不断改善口腔门诊人才结构。口腔门诊要固本强基，必须走培养全科口腔医生和精品口腔专科医生的共同发展道路。

一方面，公立医院存在上升空间、薪酬水平有限等问题，一些口腔医疗骨干可能会有跳槽意愿；另一方面，随着高校扩招，每年有一定数量的医学专业毕业生走向社会，虽然有不少人更希望进入"体制内"公立医院，但难度较大，这对于民营口腔门诊选择人才是非常有力的时机。

民营口腔门诊应该在坚持能力合适原则的基础上，有计划地做好这两类口腔医疗人才的引进工作，搭建起牙医人才梯队，做好人才储备。

3. 人才活力：竞争化

从医的人，一般而言，都有较强的技术追求，甚至学术追求，对医疗专业水平极为看重，可以借助这一点，深化诊所内部专业机制的建设。

在管理内部人才的基础上，对于关键岗位、紧缺人才面向市场进行选择，从而激发内部医生的竞争意识，这涉及以下三种情况：第一，口腔门诊内部确实没有合适人才；第二，面向市场选择优秀人才，可以为口腔门诊带来创新和活力；第三，口腔门诊内部优秀人才的加入，对诊所现有人员造成压力，从而激发大家学习的积极性，提高整个诊所的创新能力。

4. 人才保留：倾斜化

口腔门诊要参与人才市场的竞争，管理机制必须与人才市场接轨。如果口腔门诊不在机制上有所突破，即使优秀医师引进来，由于没有得到全方位的激励和尊重，也留不住。口腔门诊要建立引进、使用、留住和培养人才的有效机制。

根据外部市场薪酬水平，改革口腔门诊薪酬分配，使薪酬具有市场竞争力并向重点骨干医生、核心技术岗位倾斜；根据人才市场需求导向，确定骨干、核心人才和新员工培训方案，保证培训效果，改善员工行为；根据市场机制，建立口腔门诊人才成长使用计划，实现口腔门诊发展与员工职业生涯规划的双赢。

对于重点骨干医生、核心技术岗位人才进行股权激励，十六字思维如图 10-12 所示。

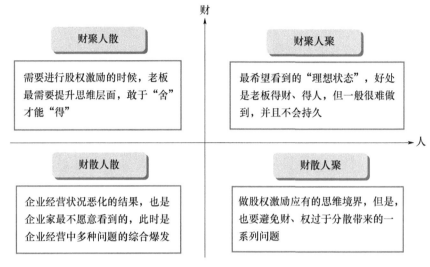

财聚人散

需要进行股权激励的时候，老板最需要提升思维层面，敢于"舍"才能"得"

财聚人聚

最希望看到的"理想状态"，好处是老板得财、得人，但一般很难做到，并且不会持久

财散人散

企业经营状况恶化的结果，也是企业家最不愿意看到的，此时是企业经营中多种问题的综合爆发

财散人聚

做股权激励应有的思维境界，但是，也要避免财、权过于分散带来的一系列问题

图 10-12　股权激励的十六字思维

5. 人才稳定：黏性化

环境的改变容易导致员工行为动机发生改变。比如，在公立医院和私立医院，就是相差很大的环境，即使是同一名医生，也可能发生不同的诊疗行为，从而产生不同的诊疗效果。

作为私立口腔门诊或医院的经营者，要认识到自己的门诊或医院虽然不如公立医院那样属于"体制内""家大业大"，但是，其更具有灵活性，更具有人文关怀，管理效率很可能更高。私立口腔门诊应以事业的不断壮大和广阔的发展前景吸引人才，以优秀的企业文化凝聚人，并要努力营造真人才的用武之地。其实，员工都希望所在口腔门诊能够不断发展，具有广阔的发展前景，能够充分发挥个人才能，最大限度地实现自我价值。

6. 人才共享：信息化

在口腔门诊逐步发展壮大、快速扩张的时期，经常会面临人才短缺、忙于救火的情况。为优化人才配置结构，口腔门诊可以充分搜罗口腔医疗人才，利用现代信息技术，建立一个开放、流动、高效、联合的"口腔医疗人才信息库"，或者如笔者在第一章提过的"人才蓄水池"，即构建一个开放型的、能上能下的人才流动环境，激活人才活力和潜力。

通过建立"口腔医疗人才信息库",盘活各个诊所现有的医疗资源,挖掘、引进、储备和选配高素质的短缺人才,可以实现口腔门诊内部乃至不同地区口腔人才资源共享,为口腔门诊持续、快速的发展提供强有力的人才后盾。

☞ **延伸阅读:口腔门诊开店十句金言**

口腔门诊开店十句金言,分享给大家。具体内容如图 10-13 所示。

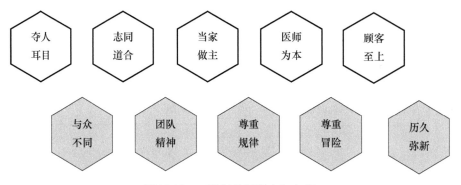

图 10-13　口腔门诊开店十句金言

第一句:夺人耳目

主要指选址,最好是耳熟能详的标志性建筑。位置选好了,最终你的成本会减少 20%,好位置的店面预示着已经成功了一半。

第二句:与众不同

在管理、服务、技术、环境等方面至少有一点应该与别的诊所有所差异。比如参股式管理、公司式管理、贵族式服务、感动性服务、抢跑性技术、沟通型技术、孕妇(哺乳)等候区、儿童诊区等。

第三句:志同道合

成功的诊所一定是一些志同道合的人组成的。但真正能够做到这一点的并不多,绝大多数是志同道不合,尤其在诊所开办的中期,甚至当诊所收入没有达到预期赔钱时,"道"就开始出现多元化。其实说到底还是"志"的问题,处境使得暂时有了"相同的志",条件一变,志乱道无。

第四句:团队精神

这是指在顾客至上的基础上的每个成员的全力合作,绝不是简单意义上的取长补短，更不是哥们姐妹你好我好意义上的乌合之众。团队精神的实质是为了一个共同目标所具有的激情、态度、技能的整合，它是一个优秀诊所的真正内涵，没有团队精神的诊所只能称之为"乌合之作"。

第五句：当家做主

所谓当家做主有两层含义。一方面，要让每个员工都参与到诊所的发展中来，不仅是献计献策，而且诊所的任何决策要有透明度；另一方面，要尊重每一名员工的权利，并通过制度层面保护他们的权利。第一个方面做起来相对容易一些，但第二个方面考验着管理者的心胸和良知。

第六句：尊重规律

不是顺势而为，而是尊重规律。这里的规律主要是指市场规律和口腔医学规律，两者缺一不可。即使很小的诊所也不要忘记口碑相传也有内在的规律：谁能为你相传？即使大的连锁口腔机构也不要忘记牙是一颗颗修的，而且，每个人的每个牙都有差异，不能急功近利。

第七句：医师为本

诊所发展关键靠"人"，尤其是优秀医生的储备。你可以节省很多成本，但唯一不能节省的就是优秀人力成本，它是诊所发展的基石。很多人考虑的是"一个医生多张牙椅"，我要告诉你的是"多个医生一张牙椅"，前者忙死牙医，后者忙坏牙椅，你选择哪一个？

第八句：尊重冒险

口腔医学是经验科学也是实验科学。在诊治过程中总有些是我们没有见过甚至听过的，很多人采取的是回避策略，但总有一些人愿意去尝试一些新的方法去解决病人的难题。对此不管你褒扬他或贬低他，起码要尊重他，因为他的冒险极有可能改变别人的痛苦人生。

第九句：顾客至上

很多人会说这是老生常谈，当然很多人也把它作为标语口号。当你的利益、诊所的利益甚至公司的利益与客人的利益产生冲突时，你敢于放弃自己的利益吗？若你敢放弃，你就成功了一半。

第十句：历久弥新

无论多么成功的诊所都不要满足现有的成绩，要敢于求变，要敢于放弃，要敢于从零开始，把每一天都当做崭新的一天。其实，做一家百年老店并不难，难的是如何做到基业长青，即永续经营。要用宽容推动利益兼容，坚持可持续性的目标和价值观，决不动摇。

冠美百思特商学院知识产品系列

百思特商学院系列图书出版及策划

《口腔门诊运营实战宝典》

《口腔门诊行销工具箱》

《口腔门诊品牌经营图解》

《口腔门诊金牌护士长操作手册》

《口腔门诊金牌主管操作手册》

智慧职场系列图书

百思特商学院中小口腔门诊管理咨询项目

口腔行业绩效考核咨询

口腔门诊运营全系统咨询

口腔门诊并购连锁模式咨询

口腔行业股权激励合伙人模式咨询

口腔行业实务实操实战"3实"咨询

口腔行业高绩效团队管理工作手册咨询

百思特商学院培训课程

百思特运营管理智慧

口腔门诊金牌护士长特训营

口腔门诊金牌主管特训营

中小口腔门诊盈利模型

员工的源动力激活与开发特训营

中小口腔门诊合伙人模式